CONTRIBUTION A L'ÉTUDE

DES

SYMPTOMES OCULAIRES

DANS LES

MALADIES DU SYSTÈME NERVEUX CENTRAL

PAR

Maurice COINGT,

Docteur en médecine de la Faculté de Paris,
Ancien interne provisoire des hôpitaux de Paris.

PARIS

V. ADRIEN DELAHAYE ET Ce, LIBRAIRES-ÉDITEURS.

PLACE DE L'ECOLE DE MÉDECINE

1878

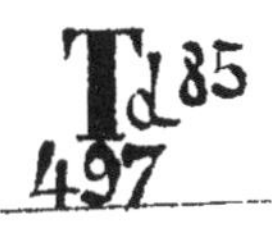

CONTRIBUTION A L'ÉTUDE

DES

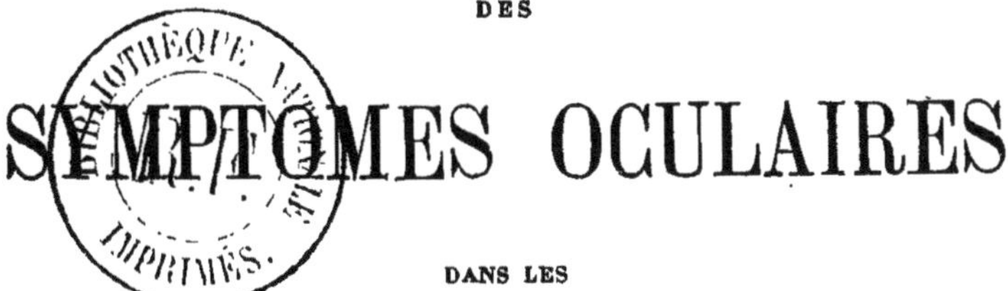

SYMPTOMES OCULAIRES

DANS LES

MALADIES DU SYSTÈME NERVEUX CENTRAL

PAR

Maurice COINGT,
Docteur en médecine de la Faculté de Paris,
Ancien interne provisoire des hôpitaux de Paris.

PARIS
V. ADRIEN DELAHAYE ET Cᵉ, LIBRAIRES-ÉDITEURS.
PLACE DE L'ÉCOLE DE MÉDECINE
1878

CONTRIBUTION A L'ETUDE

DES

SYMPTOMES OCULAIRES

DANS LES

MALADIES DU SYSTÈME NERVEUX CENTRAL

Lorsque nous avons abordé l'étude des troubles oculaires dans leurs rapports avec les maladies du système nerveux, pour en faire le sujet de notre thèse, notre pensée était de réunir dans une vue d'ensemble, tous ces symptômes oculaires en les envisageant au point de vue de leur valeur séméiologique. En raison des faits déjà nombreux qui sont aujourd'hui bien connus, nous avions cru un instant qu'il suffirait de rassembler les matériaux épars, de les analyser et de les coordonner sous la forme, d'ailleurs toute trouvée d'un chapitre de séméiologie. Mais nous nous sommes heurté bientôt, dans cette tentative, à des difficultés considérables et de diverses sortes. D'une part, lorsqu'il s'est agi de délimiter notre sujet en ce qui concerne les affections du système nerveux, nous avons éprouvé un embarras que l'on comprendra aisément.

D'autre part, nous avons vu apparaître, au fur et à mesure que nous recueillions nos matériaux, une telle multiplicité et une telle déversité de faits, qu'il devenait impossible de les prendre tous en considération, sans être obligé de donner à cette étude une très-grande extension, et de lui consacrer un temps considérable, dont les circonstances ne nous permettaient plus de disposer; laisser ces faits dans l'ombre, dans une étude de séméiologie, n'aurait abouti qu'a faire de notre travail une ébauche incorrecte et infidèle.

Force nous a donc été de renoncer à notre premier plan. Mais après les recherches qu'il nous avait déjà coûtées, et en présence des résultats auxquels nous étions arrivé sur quelques points particuliers, nous n'avons pas cru devoir abandonner complètement ce sujet. Et, c'est de cette espèce de compromis qu'est sorti le travail que nous présentons actuellement.

Ces quelques mots d'explication nous ont paru nécessaires; car, en parcourant les têtes de chapitre de cette thèse, on y verra énumérer des symptômes qui ne semblent se rattacher les uns aux autres par aucun lien saisissable, et ne répondre qu'imparfaitement à l'idée que fait naître dans l'esprit le titre même de notre thèse. Aussi bien, n'avons-nous été guidé dans le choix de ces symptômes par aucune autre considération que celle-ci, à savoir : qu'ils se sont présentés des premiers (1) à nous

(1) Nous avions également réuni sur la paralysie de l'orbiculaire des paupières, sur les paralysies de la troisième paire et de la sixième paire des documents, — tant en observations qu'en monographies diverses, — assez complets pour en aborder l'étude; mais le temps nous a fait défaut pour la mise en œuvre de ces documents.

dans l'exploration méthodique de l'appareil de la vision, en même temps qu'ils nous permettaient d'introduire dans ce travail certaines vues originales.

Bien que nous ayons été livré à nous-même pour l'exécution de ce travail (son imperfection ne le mon trera que trop!) nous ne saurions nous dispenser de dire que l'inspiration première nous en vient de M. le professeur Charcot. Son nom aurait dû revenir souvent dans cette thèse, si nous avions poursuivi notre premier plan; car, c'est à lui que l'on doit de pouvoir ranger parmi les faits, on peut dire aujourd'hui classiques : l'amblyopie croisée et l'amblyopie hystérique; l'atrophie tabétique de la papille, la dyschromatopsie hystérique et de cause cérébrale, l'hémiopie, etc.

Qu'il nous soit permis d'adresser ici nos remercîments à M. le docteur Abadie; c'est à son excellent enseignement que nous devons les connaissances spéciales qui nous avaient mis à même d'aborder avec fruit notre sujet. Sa bienveillance et ses conseils ne nous ont jamais fait défaut, et nous ne saurions trop lui en exprimer notre gratitude.

CHAPITRE PREMIER

Considérations générales

I

Les connexions étroites et d'ordres divers qui relient l'appareil de la vision aux centres nerveux, et à l'encéphale en particulier, sont trop connues pour que nous voulions les rappeler ici.

Après la découverte de l'ophthalmoscope, elles ont fait germer dans un certain nombre d'esprits, l'idée de transporter cette espèce de solidarité, du domaine de l'anatomie et de la physiologie, dans celui de la pathologie et de la clinique, et de demander au fond de l'œil des renseignements sur les divers états morbides du cerveau, notamment sur l'état de la circulation intra-crânienne et cérébrale, dont le système vasculaire de la rétine et de la papille devait reproduire, pensait-on, une fidèle image.

Sans nous arrêter à porter sur cette conception un jugement motivé, nous croyons ne pas nous écarter de l'opinion la plus généralement admise aujourd'hui, en disant que les résultats qu'elle a fournis jusqu'ici sont assez restreints, et qu'il est à craindre, si l'on s'en rapporte à l'impression des hommes les plus compétents, qu'elle n'ait donné dès maintenant, tout ce qu'elle était susceptible de donner.

Quoi qu'il en soit, il y a certainement une autre façon, une autre méthode d'interroger l'œil sur l'état morbide du système nerveux; méthode qui n'est certes point nouvelle, qui a même dû être pratiquée de tout temps, mais qui semble demander, vu les nombreuses acquisitions de la science dans ces dernières années, à être révisée, ou pour mieux dire à être rendue systématique, d'éventuelle qu'elle a été jusqu'ici. Cette méthode est celle qui consiste, non plus comme la précédente, à explorer uniquement l'état de la papille et de la circulation rétinienne, mais bien à rechercher et à enregistrer scrupuleusement toutes les manifestations pathologiques, tous les symptômes que fournit l'appareil de la vision envisagé dans ses diverses parties constituantes; aussi bien dans ses parties superficielles et externes que dans ses parties profondes, aussi bien dans son système musculaire (intrinsèque et extrinsèque) que dans son système vasculaire, aussi bien dans ses voiles palpébraux que dans ses bulbes oculaires. En somme, c'est la méthode séméiologique vulgaire appliquée tous les jours pour le cœur, les poumons, les viscères abdominaux, etc., lorsqu'il s'agit de ces maladies qui constituent le terrain usuel de la clinique, et qu'il s'agit de transporter et d'appliquer à l'appareil de la vision en pathologie cérébrale et en pathologie nerveuse. Au lieu de reposer, comme l'exploration pure et simple du fond de l'œil, sur une seule des connexions (la plus importante, nous le voulons bien...) de l'œil avec l'encéphale, la connexion vasculaire; et de préjuger forcément une question délicate, à savoir : la similitude *constante* des modifications circulatoires dans le fond de l'œil et dans l'encéphale ; — l'autre méthode dont nous parlons s'établit d'une part sur les connexions de tous ordres entre l'œil et les centres nerveux; d'autre part et surtout, sans préjuger aucune question, sur l'observation quotidienne qui démontre de plus en plus la fréquence des manifestations oculaires et leur importance clinique dans les maladies du système nerveux central.

Aussi bien le mot de méthode est venu sous notre plume, et nous nous en sommes servi uniquement pour les besoins du parallèle que nous avions à tracer. Nous l'abandonnons désormais, et il nous suffira de dire que nous désirons, dans ce travail, appeler l'attention des observateurs sur l'importance des symptômes si nombreux que l'appareil de la vision fournit à la pathologie nerveuse et sur les ressources précieuses qu'ils constituent pour le diagnostic. Cette idée nous a été suggérée par M. le professeur Charcot. Déjà mise en pratique par lui, dans une large mesure, pour l'étude des grandes affections cérébro-spinales (ataxie locomotrice, sclérose en plaques disséminées, etc.), elle est susceptible d'être généralisée, et elle se résume alors dans cette formule : De la valeur séméiologique des troubles oculaires dans les maladies du système nerveux central.

II

Nous avons dit, d'ailleurs, pourquoi nous avions renoncé à traiter ce sujet *in extenso.*

Mais il se prête à quelques considérations générales que nous demandons la permission de placer ici. En même temps qu'elles nous serviront à faire entrevoir comment on peut utiliser avec fruit les symptômes oculaires si nombreux des maladies du système nerveux, elles nous seront de secours pour les autres parties de ce travail, et nous y renverrons quelquefois.

A. — En premier lieu, cette étude de séméiologie est susceptible de recevoir la forme ordinaire de toute étude de ce genre, c'est-à-dire que, étant donné un symptôme oculaire considéré isolément, tel que la diplopie, le myosis, l'atrophie papillaire, etc., etc., il y a lieu d'étudier successivement :

1° A quelles maladies du système nerveux central ce symptôme appartient (énumération) ;

2° S'il offre des caractères particuliers pour chacun ou pour quelques-unes au moins de ces maladies, et quels sont ces caractères ;

3° Quelles sont les données qui en résultent pour le diagnostic différentiel de ces diverses maladies, soit entre elles, soit avec les maladies étrangères au système nerveux ;

4° Quelles sont, en résumé, les propositions générales qu'il est possible de formuler sur la valeur séméiologique des symptômes en question ?

B. — En second lieu, comme l'appareil de la vision

est très-complexe, formé qu'il est par un grand nombre de parties constituantes, comme le nombre des symptômes auxquels il sert en quelque sorte de substratum, est considérable (relativement à ceux que fournissent la plupart des autres organes de l'économie), et comme enfin une même maladie nerveuse peut donner naissance par elle-même à plusieurs symptômes oculaires d'une façon simultanée ou successive, il y a lieu d'étudier, — c'est une remarque dont nous devons également l'idée à M. le professeur Charcot, — quels sont les modes de groupement, d'association des symptômes oculaires qui appartiennent aux diverses maladies du système nerveux. En retournant la proposition, on arrive à une considération des plus fructueuses pour le diagnostic ; nous nous expliquons. Etant donnée chez un malade la contatation de plusieurs symptômes oculaires distincts qui tantôt se seront succédé dans leur apparition, tantôt auront coexisté ou coexistent encore au moment de l'examen, il résultera de leur rapprochement — s'opérant dans l'esprit du médecin — un ensemble symptomatique tout spécial, une sorte de *syndrome oculaire*. Or, l'observation clinique a montré, indépendamment de toute interprétation théorique, que ces syndromes oculaires ne se constituaient point toujours au hasard, et qu'ils prenaient, au contraire, dans maintes circonstances, une physionomie propre et très-significative. Montrer comment on doit remonter d'un syndrome oculaire à la maladie, tel serait un autre point de vue de l'étude séméiologique dont nous nous occupons.

C. — Si l'on remarque que bon nombre de symptômes oculaires sont susceptibles d'apparaître dans toutes ou presque toutes les maladies nerveuses, que ces symptômes sont le plus souvent assez pauvres en modalités qui permettent de leur attribuer d'emblée une signification plutôt qu'une autre, on concevra l'intérêt qui s'attache à tout artifice qui éluderait en grande partie cette difficulté.

Or, un artifice de ce genre consiste à ne point laisser les différentes maladies du système nerveux sur un même plan et à établir, au point de vue spécial qui nous occupe, des catégories de circonstances.

Un symptôme oculaire, relevant d'une maladie du système nerveux peut apparaître dans l'une des circonstances suivantes :

1° Dans le cours (ou au début) d'une maladie à évolution aiguë ou subaiguë, pyrétique ;

2° Dans le cours d'une maladie chronique dont le diagnostic sera tantôt déjà établi, tantôt encore hésitant ou obscur ;

3° Au début et comme première manifestation apparente d'une maladie chronique ;

4° Enfin, à l'occasion de l'une de ces manifestations soudaines qui appartiennent au plus grand nombre des maladies chroniques du système nerveux ; nous voulons parler de l'ictus apoplectique ou hémiplégique et des attaques apoplectiformes ou épileptiformes. Ces manifestations ne sauraient en effet être envisagées pour elles-mêmes ; elles constituent comme des épisodes se rattachant à telle ou telle maladie, à tel ou tel état morbide, et le diagnostic doit toujours tendre à remonter jusque-là.

Cette distinction nous semble devoir être fructueuse

(auprès du malade d'abord, il est à peine besoin de le dire, mais aussi et surtout) pour l'étude théorique et l'exposé de la valeur séméiologique des symptômes oculaires. Nous appellerons, en particulier, l'attention sur les deux dernières circonstances mentionnées ci-dessus (3° et 4°). En effet, il n'est pas rare qu'un malade, en puissance d'une affection chronique, mais n'ayant éprouvé jusqu'alors que des symptômes pour lesquels il n'a pas cru devoir réclamer des soins, soit affecté un jour de quelque manifestation symptomatique du côté de l'appareil de la vision qui le frappera davantage et pour laquelle il viendra consulter sans accuser autre chose. C'est là un fait dont on est témoin bien souvent dans les cliniques ophthalmologiques. Un tel malade, au premier abord et à ne s'en tenir qu'au trouble oculaire dont il se plaint, ne diffère en rien de tel autre qui, porteur du même symptôme, sera guéri dans l'espace de quelques jours ou de quelques semaines, sans qu'il résulte pour lui, de cet incident, aucune menace pour l'avenir. Mais, en y regardant de plus près, il sera possible dans certains cas au moins, et plus souvent peut-être qu'on ne serait tenté de le croire ; il sera possible, disons-nous, de remonter de ce symptôme en apparence fortuit, et par lui-même sans gravité, à la maladie à laquelle il se rattache et dont il annonce la prochaine évolution avec toutes ses conséquences ; maladie qui, elle, sera souvent de la plus haute gravité. C'est ce que nous aurons occasion de faire ressortir d'une façon plus explicite, lorsque nous traiterons de la blépharoptose et du myosis.

De même, et dans un autre ordre d'idées, lorsqu'il s'agit des manifestations épisodiques dont nous parlions plus haut, des conditions au premier abord toutes semblables peuvent comporter des conséquences fort diverses.

Lorsqu'un malade est dans un état apoplectique, on peut être en présence de l'une des trois choses suivantes :

1° D'une apoplexie vraie ,et il s'agit alors : ou d'une hémorrhagie méningée soit spontanée, soit traumatique (par fracture du crâne, par exemple); ou d'une hémorrhagie cérébrale, ou d'un ramollissement (aigu, à forme aploplectique), ou d'une tumeur.

2° D'une attaque apoplectiforme (attaque congestive, congestion apoplectiforme) ; et il s'agit alors (1) : ou d'une sclérose en plaques, ou d'une paralysie générale, ou d'un foyer ancien (hémorrhagie, ramollissement), avec sclérose descendante secondaire, ou d'une tumeur.

3° D'une fausse apoplexie, c'est-à-dire par exemple : de manifestations urémiques, éclamptiques, d'une intoxication, etc., etc.

Eh bien, nous verrons qu'il est certains symptômes oculaires dont l'existence prend immédiatement une grande valeur dans les cas de ce genre, parce qu'ils permettent d'éliminer telle ou telle des circonstances précédentes, entre lesquelles on peut être d'autres fois fort embarrassé pour établir son diagnostic.

Des considérations du même genre sont applicables aux manifestations convulsives secondaires, aux attaques épileptiformes, par exemple.

Enfin, nous rapprocherons de ces deux ordres de faits, les traumatismes cérébraux ou médullaires graves, qui

(1) Voy. Charcot. Leçons sur les maladies du système nerveux, t. I.

peuvent dès leur première phase, et en dehors de toute complication inflammatoire ultérieure, s'accompagner de symptômes oculaires très-significatifs. L'exploration du fond de l'œil dans ces circonstances, bien qu'elle ne semble pas devoir donner tout ce que l'on pouvait en espérer, n'est cependant point complètement dépourvue d'utilité et d'intérêt (1), mais de plus, les autres partie de l'appareil de la vision, passées attentivement en revue, fourniront quelquefois des renseignements importants sur l'existence ou l'absence de lésions de la substance nerveuse.

Telles sont les considérations générales que, à défaut d'une étude détaillée, nous désirions présenter sur la valeur séméiologique des symptômes oculaires. Elles tracent le cadre du sujet que nous aurions voulu traiter : elles marquent les principaux traits du tableau qu'il s'agissait de dresser en entier. C'est à ce titre que nous avons cru devoir les soumettre à l'appréciation de qui de droit.

Remarques. — *A.* Pour les besoins des chapitres qui vont suivre, nous allons, sans prétendre aucunement une classification des maladies du système nerveux, ce qui ne serait point de notre compétence, compléter ici le tableau que nous avons commencé (page 17) en nous plaçant à notre point de vue spécial.

a) Dans la catégorie des maladies aiguës ou subaiguës, viennent se ranger : Les méningites aiguës : franches tuberculeuses, secondaires, etc.; l'encéphalite aiguë

(1) Voy. Panas. Bulletin Acad. méd., février 1876.

diffuse, les abcès (aigus) du cerveau (encéphalite aiguë circonscrite), les myélites aiguës.

b) Dans la catégorie des maladies chroniques :

1° Les pachyméningites, les tumeurs *intrinsèques* des centres nerveux : néoplasmes divers, anévrysmes, hydatides, abcès chroniques; les tumeurs *extrinsèques*, c'est-à-dire celles qui partant des parois de la cavité céphalo-rachidienne ou des méninges, viennent intéresser la substance nerveuse (compression lente du cerveau et de la moelle) ; le ramollissement chronique, les hémiplégies, hémianesthésies, etc., symptomatiques de foyers anciens d'hémorrhagie ou de ramollissement ; les myélites chroniques diverses.

2° Les quatre grandes affections cérébro-spinales avec substratum anatomique connu, l'ataxie locomotrice, la sclérose en plaques disséminées, la paralysie générale, la syphilose cérébro-spinale.

3° Les affections cérébro-spinales, dites sans lésions, ou névroses cérébro-spinales : l'épilepsie, l'hystérie et l'hystéro-épilepsie.

c) Dans la catégorie des manifestations épisodiques ou soudaines, nous nous sommes occupé déjà (page 17) de l'état apoplectique et des traumatismes ; il nous reste à mentionner : les attaques épileptiformes et l'épilepsie hémiplégique, (épilepsie partielle) ; ou plutôt les maladies qui leur donnent naissance. Or, ces maladies sont sensiblement les mêmes que pour les attaques apoplectiformes, à cela près que les attaques épileptiformes n'ont jamais été mentionnées par personne dans la sclérose en plaques (1).

(1) Charcot. Loc. cit., t. I, p. 249.

On peut faire rentrer dans cette classe l'état de mal épileptique et hystéro-épileptique.

B. Les paires nerveuses crâniennes ou rachidiennes sont considérées généralement comme faisant partie, depuis leurs noyaux ou leurs cellules d'origine jusqu'à leur terminaison, du système nerveux *périphérique*. Mais cette distinction parfaitement fondée au point de vue de l'anatomie et de la physiologie, est à peu près impossible à maintenir en pathologie d'une façon rigoureuse. Nous ne croyons pas avoir à justifier cette assertion ; elle est renfermée implicitement dans toutes les descriptions qui ont été données des maladies des centres nerveux.

Pour notre part, nous considérerons, comme appartenant à notre sujet, toute affection et toute lésion qui portera son action sur les parties intra-crâniennes ou intra-rachidiennes du système nerveux.

En procédant autrement, c'est-à-dire en voulant exclure systématiquement toutes les lésions des troncs nerveux, nous aurions été conduit forcément à scinder l'histoire des méningites, des tumeurs, de l'ataxie locomotrice, etc., etc ; ce qui nous aurait été sans doute, et à bon droit gravement reproché.

CHAPITRE II.

Du ptosis isolé. Sa valeur séméiologique dans les maladies du système nerveux central.

La paralysie de la troisième paire crânienne (nerf moteur oculaire commun) se traduit, lorsqu'elle est complète, par un ensemble de signes dont fait partie, comme on sait, la chûte de la paupière supérieure. Ce trait du tableau se retrouve encore, le plus habituellement au moins, lorsque la paralysie de la troisième paire est partielle, ce qui n'est pas rare. Enfin, la dissociation de l'ensemble symptomatique de la paralysie de la troisième paire peut être poussée assez loin, pour qu'il soit réduit à un seul de ses signes ordinaires, le fait est bien connu; or, ce symptôme isolé peut être, ou la paralysie d'un seul des muscles moteurs du globe oculaire innervés par la troisième paire, ou la paralysie du sphincter irien, ou la paralysie du muscle ciliaire, ou enfin la paralysie du releveur de la paupière.

Nous nous proposons d'étudier dans ce chapitre la valeur séméiologique du ptosis lorsqu'il se présente réunissant les deux conditions suivantes : 1° d'être isolé de tout autre symptôme de la paralysie de la troisième paire; 2° d'être sous la dépendance d'une affection intra-crânienne. Nous sommes obligé d'introduire cette seconde condition sous peine de nous écarter du sujet de cette thèse.

§ I.

La question étant ainsi envisagée, nous devons, avant de l'aborder, présenter quelques remarques préalables.

A. Il semble, au premier abord, que le ptosis isolé ne puisse résulter que d'une action morbide tout à fait périphérique et partant directement, soit sur le muscle releveur lui-même, soit sur le rameau spécial qui se détache pour lui de la branche supérieure de bifurcation de la troisème paire, bifurcation qui n'a lieu, comme on sait, qu'à l'intérieur de la cavité orbitaire. Mais il n'en est rien. Les faits cliniques, appuyés du contrôle de l'autopsie, prouvent surabondamment qu'une lésion intra-crânienne est parfaitement susceptible de produire le ptosis isolé. N'ayant pas à faire l'histoire complète de ce symptôme, nous n'entrerons dans aucune considération, ni sur l'historique de cette question, ni sur l'intérêt clinique qui s'y rattache; mais nous ne pouvons nous dispenser de faire une mention toute spéciale du travail que M. Landouzy a publié récemment dans les Archives de médecine (1), et dont la lecture a été pour nous le point de départ de cette étude du ptosis.

B. Il est un point sur lequel nous croyons devoir aussi nous expliquer. Pour pouvoir affirmer, en présence d'une chûte de la paupière supérieure qu'il n'existe bien réellement aucun autre symptôme de la paralysie de la

(1) Landouzy. De la blépharoptose cérébrale, etc. Arch. gén. de méd, Août 1877.

troisième paire, un simple coup d'œil ne suffit pas. A un examen superficiel, on laisserait aisément échapper une déviation légère du globe oculaire, soit en dehors, soit en bas, etc., déviation qui se révèlera au contraire à une exploration minutieuse et en particulier à la recherche de la diplopie, non pas seulement de cette diplopie manifeste que le malade accuse spontanément, et dont il a facilement conscience, mais bien de cette diplopie latente qu'il faut en quelque sorte démasquer artificiellement en recourant à l'emploi des verres colorés. Sans cette exploration minutieuse, on n'est jamais en droit, à notre avis, même en l'absence de toute déviation bien apparente, d'affirmer, au point de vue d'un diagnostic rigoureux, que le ptosis existe seul.

Mais cette rigueur, cette précision dans le diagnostic, compatible avec les ressources du cabinet de l'ophthalmologiste, n'est point dans les moyens de la clinique usuelle. Heureusement, elle n'est pas non plus dans ses besoins ; nous aurons, en effet, occasion de montrer qu'il est impossible d'établir, au point de vue de la valeur séméiologique, une distinction radicale entre le ptosis isolé et toute autre modalité que l'on voudra de la paralysie partielle de la troisième paire. Cette séparation absolue est, à notre avis, impossible à établir sur des faits inattaquables. L'analyse des observations où sont consignées des manfestations oculaires telles qu'il est possible de les constater au lit du malade, nous a convaincu que les mêmes maladies, les mêmes conditions anatomo-pathologiques pouvaient également bien déterminer l'apparition du ptosis isolé et de la paralysie partielle de la troisième paire.

En cela, nous serions tenté de nous séparer de M. Landouzy qui, dans son mémoire sur la blépharoptose cérébrale (1), a été manifestement inspiré par cette idée et a cherché à soutenir cette thèse, à savoir : que l'existence d'un ptosis pur devait avoir une signification tout à fait à part et qu'il fallait chercher la raison de cette dissociation symptomatique poussée à l'extrême, dans une dissociation anatomique des éléments constituants de la troisième paire, dissociation qui permette à une lésion circonscrite d'intéresser un seul de ces éléments en respectant les autres. Poursuivant cette idée dans les déductions qu'elle offre à l'esprit, M. Landouzy a été naturellement conduit à placer le siége de cette dissociation anatomique dans les hémisphères cérébraux, entre les noyaux d'origine du nerf et l'écorce grise du cerveau (2). Et il n'a pas tardé à réunir dix cas de lésions corticales ayant déterminé pendant la vie une blépharoptose isolée. En sorte que, pour M. Landouzy, le ptosis isolé, toutes les fois qu'il ne sera pas de cause intra-orbitaire, toutes les fois qu'il relèvera d'une lésion intra-crânienne, sera un ptosis croisé.

C'est à quoi nous ne saurions souscrire. En effet, sur vingt et quelques observations de ptosis pur que nous avons réunies (en y comprenant les cas qui lui sont personnels), il y en a cinq au moins (3) où le ptosis isolé, bien que de cause intra-crânienne était direct. Ce chif-

(1) Landonzy. Loc. cit.

(2) M. Landouzy s'est même demandé (loc. cit., p. 5) si « parmi les faisceaux nerveux constituant la troisième paire, ceux destinés à l'élévateur palpébral n'étaient pas les seuls à avoir des connexions avec les hémisphères. »

(3) Voir obs. 24, 28, 29, 31, 47.

fre, qui représente près du quart, a bien son importance, et nous sommes convaincu que cette proportion subsisterait si l'on dépouillait un nombre suffisant d'observations de ptosis, car nos recherches personnelles à cet égard ne portent que sur un petit nombre.

Et, d'autre part, nous croyons qu'une paralysie de la troisième paire, partielle mais un peu plus complexe que le ptosis isolé (par exemple l'association du ptosis avec la dilatation pupillaire ou cette dilatation pupillaire associée à un strabisme externe), peut fort bien, comme le ptosis, avoir son point de départ dans des lésions corticales ou centrales des hémisphères, et, comme le ptosis par conséquent, être croisée. C'est, du reste, un fait que M. Landouzy avait implicitement admis dans sa thèse inaugurale (1). Quelques-unes des observations rassemblées à la fin de notre travail plaident aussi dans ce sens.

Est-ce à dire que nous voulions dénier toute valeur au ptosis isolé dans la séméiologie des affections intra-crâniennes. Telle n'est point notre pensée; et cette critique n'enlève rien à l'importance du Mémoire de M. Landouzy : elle ne saurait prévaloir contre l'ensemble de faits qu'il a le premier réunis pour démontrer l'existence relativement fréquente de la blépharoptose croisée, en même temps qu'il en a fait ressortir le haut intérêt clinique.

Pour résumer la discussion qui précède, nous dirons :

1° La clinique est le plus souvent impuissante à établir d'une façon rigoureuse si le ptosis est réellement

(1) Landouzy. Contribution à l'étude des paralysies et des convulsions, etc. Th. Paris, 1876, p. 84 et suiv.

pur de toute association avec quelque autre signe de paralysie de la troisième paire.

2° On ne saurait donc se fonder sur son existence pour établir qu'une lésion hémisphérique corticale ou centrale est incapable de produire une paralysie partielle de la troisième paire un peu plus complexe. Quelques faits semblent même fournir la preuve directe du contraire.

3° Le ptosis isolé n'est pas fatalement un ptosis croisé, même quand il est de cause intra-crânienne.

C. Ces réserves faites, et elles nous ont paru nécessaires, il n'en reste pas moins que le médecin peut se trouver en présence d'un malade qui, avec ou sans autre symptôme concomitant, présente une chûte de la paupière supérieure, laquelle *ne paraît point* s'accompagner de déviation oculaire (strabisme), ni de diplopie manifeste. C'est de ce ptosis, défini avec les données de la seule clinique, que nous allons étudier les diverses significations, c'est-à-dire la valeur séméiologique.

D. Si nous n'avons eu aucune hésitation pour accepter comme un fait de clinique l'existence du ptosis dissocié, alors même que cette dissociation n'est peut-être pas rigoureusement démontrée, nous sommes plus embarrassé pour assigner une place dans ce travail au cas suivant :

Chez un malade, on constate l'existence, d'un même côté, d'une blépharoptose et d'une dilatation pupillaire sans qu'il soit possible de constater cliniquement ni déviation oculaire, ni diplopie, ni paralysie de l'accommodation. Un pareil cas (et les exemples n'en sont pas rares doit-il être rattaché au ptosis isolé ou à la paralysie partielle de la troisième paire?

Assurément, notre embarras cesserait s'il était démontré que toute dilatation pupillaire avec immobilité de l'iris équivaut à une paralysie des filets correspondants de la troisième paire. Mais il n'en est pas ainsi, à notre avis du moins, et nous croyons qu'il y aurait un véritable abus à traduire de cette façon toute la dilatation pupillaire. Dans les affections cérébro-spinales, bien des conditions de nature fort diverse viennent influer sur l'état de la pupille (voir notre chapitre IV), et s'il est possible de formuler certaines règles générales qui en donnent la signification pour quelques cas, bien souvent, en revanche, l'état de la pupille, myosis ou mydrase, reste sans explication plausible.

Ceci posé, on comprend pourquoi nous hésitons en présence d'une dilatation pupillaire avec blépharoptose à donner à cette association une signification rigoureuse et univoque qui serait nécessairement celle-ci : paralysie partielle de la troisième paire. Aussi, bien que nous ayons réuni cinq cas de ce genre (voir obs. 25e, 30e, 97e, 98e, 104e), dont deux où le ptosis et la mydriase étaient tous les deux croisés, nous n'avons point voulu les utiliser pour l'histoire du ptosis isolé.

§ II. — Des diverses espèces de ptosis (isolé) au point de vue de l'anatomie pathologique

Nous ne toucherons à cette question que juste autant qu'il en faudra pour l'intelligence des paragraphes qui vont suivre.

Nous ne ferons que mentionner le ptosis de cause intra-orbitaire, il n'appartient pas au sujet de cette thèse.

Le ptosis de cause intra-crânienne peut être distingué en : ptosis direct et ptosis croisé.

A. Le ptosis direct est celui qui résulte d'une action morbide quelconque portant, soit sur les noyaux d'origine de la troisième paire, soit sur le tronc même de ce nerf dans son trajet, depuis les noyaux d'origine jusqu'à son passage à travers la fente sphénoïdale.

(Nous avons dit pourquoi nous ne pouvions l'éliminer de ce travail, bien qu'il appartienne surtout au domaine du système nerveux périphérique).

B. Le ptosis croisé, qu'on peut appeler encore avec M. Landouzy, le ptosis cérébral ou la blépharoptose cérébrale est celui qui résulte d'une action morbide partant, soit sur le système de fibres conductrices qui relient les noyaux d'origine de la troisième paire à l'écorce grise corticale des hémisphères, soit sur cette couche corticale elle-même dans la région, encore incertaine du reste, où siége le centre moteur de la paupière supérieure (voir page 48).

C. Le ptosis croisé peut donc être lui-même divisé en ptosis croisé de cause centrale (ptosis central) et ptosis croisé de cause corticale (ptosis cortical).

Remarque. — Ces distinctions sont celles que l'on applique généralement à l'étude des paralysies de la plupart des nerfs crâniens moteurs; elles reçoivent quelquefois des dénominations un peu différentes des précédentes. Ainsi, le ptosis est dit périphérique ou central (au lieu de direct ou croisé) suivant que la cause morbide porte en deçà des noyaux ou au-delà. Ces dénominations ont, il est vrai, l'avantage de ne rien préjuger sur le croisement anatomique et symptomatique ; mais c'est là un double fait au sujet duquel il n'y a pour ainsi dire plus de dissidence possible aujourd'hui. Comme d'autre part les expressions de ptosis direct et de ptosis croisé permettent la subdivision de ce dernier en ptosis central et ptosis cortical, nous les emploierons de préférence.

§ III. Des maladies du système nerveux central, sans lesquelles le ptosis (isolé) peut-être observé

A. Si nous nous reportons au tableau que nous avons dressé pour les besoins de cette étude (page 18), nous ne voyons pour ainsi dire pas une seule de ces affections qui ne soit capable de donner naissance au ptosis isolé. Pour la paralysie générale (et la pachyméningite chronique) seulement(1), nous n'en possédons pas d'exemple. Mais les recherches et les communications diverses de M. Magnan sur les paralysies des nerfs crâniens dans la paralysie générale(2), nous autorisent à admettre que là aussi, le ptosis peut se rencontrer isolément.

Une énumération est donc inutile. Le tableau statistique que nous pourrions dresser avec les observations par nous réunies serait tout à fait insuffisant pour nous

(1) Il convient cependant d'y ajouter l'épilepsie et l'hystérie : mais il était à peine besoin de le mentionn

(2) Magnam. Soc. Biologie, juin 1877.

permettre d'établir la fréquence relative du ptosis dans ces diverses affections. Toutefois nous croyons être d'accord avec ce qui a été observé et consigné en mettant au premier rang :

Le ramollissement chronique;
L'ataxie locomotrice;
Les tumeurs intra-crâniennes de diverses nature;
La méningo-encéphalite tuberculeuse ou non; et, enfin, les traumatismes crâniens, notamment les fractures avec enfoncement des régions fronto-pariétales; nous mentionnons ici ces traumatismes, moins à cause de la fréquence du ptosis dans ces circonstances, qu'à cause de son importance majeure en pareil cas.

Quant à la syphilis que l'on pourrait s'attendre à nous voir placer en première ligne, nous ferons remarquer que, comme elle revendique à n'en pas douter, le plus grand nombre des cas de ptosis intra-orbitaire, il sera le plus souvent bien difficile en présence d'un ptosis syphilitique de le rapporter à sa véritable cause anatomique et d'assigner une place à la lésion qui l'a produit.

B. — *Des caractères du ptosis dans ces diverses maladies.*

I. Les caractères intrinsèques du ptosis isolé ne diffèrent malheureusement pas, qu'il s'agisse d'une cause intra-orbitaire ou intra-crânienne. Aussi sont-ils à tous égards d'un intérêt secondaire. Nous nous bornerons à rappeler que :

1° Le ptosis peut être complet ou incomplet.

a. Complet — ce qui est le cas le plus rare, — lorsque la chûte de la paupière est très-considérable, et que la cornée est recouverte en totalité ou en très-grande partie, sans qu'il soit possible au malade de modifier cet état de chose, autrement que d'une manière insignifiante. — Rare déjà dans la paralysie totale de la troisième paire, le ptosis complet est plus exceptionnel encore dans la paralysie dissociée.

b. Incomplet, — ce qui est la règle — lorsque l'abaissement de la paupière sur la cornée ne diffère que de 2 à 3 millimètres, avec ce qui existe du côté opposé, et que le jeu de la paupière supérieure reste très-appréciable.

Nous ne pensons pas que l'on puisse faire fond sur ce caractère du degré de la paralysie, pour assigner au ptosis une origine plutôt qu'une autre. Tout ce que l'on peut dire, peut-être, c'est que un ptosis complet devra plutôt faire penser à une action directe qu'à une action croisée; mais nous nous garderons d'être plus affirmatif sur ce point.

2° Le ptosis peut être transitoire, c'est-à-dire apparaissant au cours d'une affection aiguë ou chronique, ou d'une manifestation épisodique, et disparaissant avant l'évolution complète de celle-ci.

3° Le ptosis peut être variable, c'est-à-dire apparaître et disparaître un certain nombre de fois pendant la maladie (Obs. 47°).

Ajoutons qu'on le voit quelquefois se montrer très-fugace.

Ces deux derniers caractères n'ont peut-être pas une importance aussi médiocre que le premier; nous les utiliserons plus loin dans la mesure de leur valeur. Mais nous ne saurions formuler à cet égard aucune proportion générale en ce qui concerne le diagnostic différentiel entre le ptosis de cause intra-orbitaire et le ptosis de cause intra-crânienne.

II. Les caractères précédents sont les seuls qui appartiennent en propre au ptosis ; mais, à la suite de ces caractères intrinsèques, nous ne manquerons pas de signaler ici un certain nombre de conditions de l'apparition du ptosis qui peuvent aider singulièrement à apprécier sa signification, et qui, à cet égard, méritent jusqu'à un certain point le nom de caractères extrinsèques.

Les principales de ces conditions sont les suivantes :

1° Le ptosis peut se présenter dans l'une des quatre circonstances cliniques que nous avons admises (p. 15). Or, en faisant l'application de cette considération à chaque cas particulier, on restreindra beaucoup le champ des hypothèses à faire et le diagnostic en sera d'autant facilité.

2° Le ptosis peut se présenter associé à quelque autre phénomène paralytique (étranger au domaine de la troisième paire), avec lequel il sera de même sens ou alterne, et sur lequel on pourra fonder immédiatement de sérieuses présomptions pour décider la question de savoir si le ptosis est direct ou croisé. Parmi ces phénomènes paralytiques, nous mentionnerons spécialement la paralysie de la sixième paire et l'hémiplégie faciale.

IV. Valeur séméilogique du ptosis isolé. Diagnostic différentiel

En présence d'un ptosis isolé, il serait fort utile de trouver dans ses caractères intrinsèques ou extrinsèques, les données qui permettraient de résoudre les questions suivantes :

Le ptosis est-il direct ou croisé ?

P. direct. — Est-il de cause intra-orbitaire ou de cause intra-crânienne; et, s'il est de cause intra-crânienne, quel est le siége de la lésion, quelle est sa nature ?

P. croisé. — Est-il central ou cortical ? Et, dans chacun de ces cas; quel est le siége de la lésion et sa nature ?

Ce plan de diagnostic ne saurait être rempli intégralement. Nous allons indiquer tout au moins sur quels éléments se fonder sur les présomptions.

A. *Le ptosis est-il direct ou croisé ?*

C'est la question, on le voit, que se pose au médecin en présence de toute hémiplégie faciale isolée, indépendante de toute paralysie des membres ; qui se pose aussi, d'une façon générale, en face de toute monoplégie dont la cause n'est pas immédiatement évidente.

a. Les caractères intrinsèques nous fournissent peu d'éléments pour ce diagnostic. Le ptosis peut, en effet, être dans les deux cas, complet ou incomplet. Il peut aussi être transitoire dans les deux cas; pourtant un ptosis bien marqué, qui ne dure que 24 ou 48 heures, par exemple, est plutôt un ptosis cérébral, c'est-à-dire croisé qu'un ptosis périphérique ; s'il dure quelques semaines, sa disparition même spontanée ne permet pas d'affirmer qu'il soit direct plutôt que croisé. Enfin, il peut être variable dans les deux cas; mais, ici encore, on peut établir une nuance utile pour la clinique, car, les variations à courte échéance, c'est-à-dire se faisant du jour au lendemain, par exemple, se rapportent plus spécialement au ptosis croisé ; et les variations à longue échéance, au contraire, plus spécialement à un ptosis direct. Le ptosis ataxique en particulier peut affecter cette allure.

En résumé, quelques présomptions plus ou moins fortes, aucune certitude, voilà à peu près le bilan des caractères intrinsèques en cette matière.

b. A ceux-ci, on pourrait rattacher encore l'état de la contractilité électrique et l'état de la contractilité réflexe, dont l'exploration est souvent fructueuse pour le diagnostic différentiel des paralysies centrales et périphériques.

En ce qui concerne le releveur de la paupière, la situation de ce muscle est tout à fait défavorable à une exploration utile de l'état de la contractilité électrique.

Quant aux mouvements réflexes, si l'on veut bien remarquer que la paralysie du releveur est incomplète dans la majorité des cas, que les mouvements de la paupière supérieure ne sont pas complétement soustraits à l'influence de la volonté du malade, on voit qu'il y a peu à attendre de ce côté.

Et pourtant si l'on se trouvait en présence d'une paupière très-tombante, flasque et à peu près immobile pendant que l'autre se relève sous l'influence de la volonté du malade, ce serait le cas de rechercher avec soin l'influence des excitations périphériques. Un résultat négatif n'aurait peut être pas grande valeur, croyons-nous; mais si, au contraire ces excitations déterminaient des mouvements marqués d'élévation dans la paupière supérieure alors que, — nous l'avons supposé, — la volonté du malade est impuissante à en produire. on pourrait affirmer que le ptosis est cérébral.

c) Quant aux éléments de diagnostic fournis par ce que nous avons appelé les caractères extrinsèques, ils permettront souvent de décider la question; c'est ce que, pour éviter des redites, nous exposerons un peu plus loin.

B. *Le ptosis étant reconnu pour direct, est-il de cause intra-orbitaire ou de cause intra-crânienne.*

Sur ce point, les caractères intrinsèques sont, nous l'avons dit, à peu près de nulle valeur.

Les caractères extrinsèques prennent en revanche une importance capitale. En effet si l'on en excepte la paralysie de la 4e paire ou de la 6e paire, qui peuvent se rencontrer associées au ptosis bien que l'action morbide soit intra-orbitaire, on peut dire que toute autre manifestation paralytique concomitante permettra de conclure à une affection intra-crânienne. Il n'y aurait guère de réserves à faire que pour la syphilis, et nous avons déjà dit pourquoi (page 27).

C. *Le ptosis étant reconnu croisé, est-il cortical ou central ?*

Nous ne pourrions que reproduire les deux propositions précédentes : les caractères extrinsèques sont de nulle valeur; les caractères extrinsèques ont une importance capitale. Mais il convient d'y ajouter les restrictions que comporte, en tout état de choses , un pareil diagnostic. On sait, en effet toutes les difficultés que l'on rencontre en clinique à décider la question de savoir si une lésion est corticale ou centrale.

C'est ici le lieu, à la suite des éléments de présomption que nous venons d'indiquer, de rappeler avec M. Landouzy, que les faits semblent donner comme fréquence relative, une prédominance marquée au ptosis croisé sur le ptosis direct, et au ptosis cortical sur le ptosis central; en sorte que, en face d'un ptosis isolé, qui ne s'impose point comme étant direct, on doit toujours songer à la possibilité d'un ptosis croisé, d'un ptosis cérébral, sauf à voir si les autres symptômes et les diverses circonstances de son apparition viennent en confirmation de ce jugement par *a priori*.

D. *Diagnostic de la maladie. Des relations du ptosis isolé 1° avec la nature des diverses maladies du système nerveux central*, 2° *avec le siége des lésions.*

Il est de toute nécessité, pour traiter cette question, de mettre en œuvre tous les éléments de diagnostic que nous avons passés en revue jusqu'ici, et de recourir en particulier aux distinctions que nous avons proposé d'établir en ce qui concerne les circonstances cliniques dans lesquelles on peut être appelé à constater l'apparition ou l'existence des divers symptômes oculaires (page 15).

I. — Le ptosis apparaît dans le cours d'une maladie aiguë ou subaiguë.

A. Il a la même valeur, la même signification qu'une déviation oculaire quelconque; et, plus sûrement encore que celle-ci, il représente une manifestation paralytique. On peut donc affirmer d'ores et déjà une affection cérébrale. Si les symptômes observés jusque-là n'autorisent pas ce diagnostic, c'est que la maladie principale déjà reconnue va se compliquer d'une manifestation cérébrale.

On n'aura donc guère à hésiter qu'entre une méningite ou une encéphalite, ou un abcès à marche aiguë ou subaiguë.

B. Assurément ce n'est pas au ptosis qu'il faudra demander les éléments de diagnostic entre ces trois affections. Nous supposerons donc que l'on soit arrivé au diagnostic de la nature, de la maladie par une autre voie, le ptosis va-t-il nous fournir quelques notions sur le siége de la lésion.

a) *Méningite* (aiguë, tuberculeuse ou non tuberculeuse, primitive ou secondaire). Le ptosis isolé n'est par rare dans cette affection (voir, comme exemples, les obs. 24e 42e), surtout dans sa forme vulgaire, c'est-à-dire dans la méningite tuberculeuse qui, anatomiquement, est avant tout une méningite basilaire. Aussi, le ptosis est-il, selon nous, le plus souvent direct; les exsudats qui tapissent l'espace interpédonculaire portent leur action sur le tronc de la 3e paire et déterminent ainsi, les faits le prouvent, souvent, une paralysie partielle de la 3e paire; quelquefois un simple ptosis.

Mais, dans la méningite, la face convexe peut-être atteinte et par suite la région fronto-pariétale c'est-à-dire, la zone motrice de l'écorce, ainsi que M. Landouzy l'a si bien montré dans sa remarquable thèse (1). De là, la possibilité d'un ptosis cortical dans la méningite.

Et enfin, la méningite notamment la méningite tuberculeuse s'accompagne assez fréquemment ainsi que l'a établi M. Rendu (2) de lésions centrales, consistant principalement en des foyers de ramollissement et d'où résultent, d'après cet auteur, le plus grand nombre des manifestations paralytiques de la méningite. Bien qu'il ne fasse point l'application de cette assertion aux paralysies oculaires, nous pouvons admettre, par analogie avec ce qui s'observe dans les autres lésions centrales en foyer, que le ptosis de cause centrale est parfaitement possible dans la méningite.

Les lésions de la méningite étant en général plus ou moins diffuses, il paraît au premier abord, y avoir un médiocre intérêt de chercher à préciser plus ou moins exactement quel en est le siége. Mais M. Landouzy a fait cette remarque que la théorie des centres moteurs de l'écorce appliquée à l'étude de la méningite permet de reconnaître, dans une certaine mesure, si la région fronto-pariétale est atteinte ou respectée; or, la marche extensive de la maladie se faisant habituellement de la

(1) Landouzy. Contribution à l'étude des paralysies et des convulsions, etc. Th. Paris, 1876.

(2) Rendu. Recherches cliniques et anatomiques sur les paralysies liées à la méningite tuberculeuse. Th. doct., 187[illegible].

base vers la convexité, l'apparition des symptômes propres à la méningite fronto-pariétale indique expressément que cette marche extensive s'effectue et, partant, que le pronostic s'aggrave.

A ce titre, le ptosis cortical aurait lui aussi, dans cette maladie, sa signification sinistre.

Mais est-il possible lorsque, dans une méningite, apparaît un ptosis, de dire s'il est direct ou croisé, s'il est cortical ou central? Nous ne le pensons pas (1).

Nous croyons qu'en dehors des présomptions assez vagues, et plus vagues encore en matière de méningite qu'en toute autre, qui seraient fournies par les caractères intrinsèques et que nous avons indiquées plus haut (page 30), il n'y a rien à attendre ici, comme élément de diagnostic régional, des diverses associations paralytiques qui peuvent se rencontrer. La raison en est que les lésions de la méningite étant de leur nature essentiellement diffuses et multiples, il peut toujours, quel que soit l'état de la région fronto-pariétale ou celui des parties centrales, se déposer un exsudat sur le nerf de la 3 paire. Or, il est pour nous parfaitement avéré qu'une lésion portant sur le tronc du nerf, peut déterminer une paralysie aussi d'issociée que possible, un ptosis isolé (2).

(1) A moins pourtant qu'il ne s'agisse d'une méningite traumatique secondaire. Le siége du traumatisme sur la région pariétale fournirait évidemment les plus fortes présomptions en faveur d'un ptosis d'origine corticale lié à une méningite secondaire.

(2) M. Rendu, dans sa thèse, a été plus loin encore que nous ne faisons ici; pour lui, la simple dilatation pupillaire si commune dans la méningite, est un phénomène d'ordre paralytique par lésion du tronc de la troisième paire. Nous verrons ce qu'il faut en penser. (Chap. IV.)

C'est un point sur lequel nous nous sommes déjà arrêté plusieurs fois.

b) *Encéphalite aiguë* (diffuse). Cette affection fort rare en tant qu'indépendante de la méningite et d'un diagnostic le plus souvent difficile, ne nous arrêtera pas longtemps. Nous ferons seulement remarquer que la base du cerveau étant ici infiniment moins en cause que dans la méningite, le ptosis pourra parfaitement et avec raison, faire penser à une lésion corticale, surtout s'il s'y ajoute quelque association convenable.

c) *Abcès aigu du cerveau* (encéphalite aiguë circonscrite). Nous n'avons en vue ici que les abcès à développement rapide et plus ou moins fébrile, les abcès chauds du cerveau, renvoyant au paragraphe des tumeurs, les abcès qui s'installent silencieusement et ont une durée plus ou moins longue.

Le ptosis pourra-t-il venir en aide pour le diagnostic du siége de l'abcès?

Oui, dans une certaine mesure; il pourra d'ailleurs être direct ou croisé, cortical ou central. (obs. 12e et 15e). Mais, comme il s'agit ici d'une lésion en foyer, nous ne saurions rien en dire qui n'ait déjà trouvé sa place dans des considérations précédentes ou qui ne doive la trouver plus à propos, lorsque nous parlerons des lésions en foyer et des tumeurs (maladies chroniques).

II. Le ptosis apparaît dans une manifestation épisodique soudaine (d'une maladie chronique) ou à l'occasion d'un traumatisme cérébral.

Nous avons indiqué (p. 15) ce que nous entendions par manifestations épisodiques et quelles étaient les principales. Nous n'aurons pas à nous occuper ici des manifestations convulsives d'une façon spéciale, ce que nous dirons du ptosis à propos de l'état apoplectique leur sera applicable. Quant aux traumatismes, il s'agit de leur première phase, celle qui s'écoule depuis le moment de l'accident jusqu'à l'apparition des complications inflammatoires s'il y en a.

Dans l'une ou l'autre de ces circonstances (apoplexie et traumatisme) c'est surtout à titre de phénomène paralytique que le ptosis présente de l'intérêt. Pourtant, il peut aussi fournir quelques indications sur les conditions de siége de la lésion.

A. Traumatisme. — A la suite d'un traumatisme crânien, le ptosis, apparaissant immédiatement après et tout à fait dans les premiers jours, possède évidemment une réelle valeur. Il indique d'une façon positive, comme tout autre phénomène paralytique, comme toute monoplégie, que la substance nerveuse est intéressée d'une façon quelconque.

a) S'il est croisé avec le siége du traumatisme (voir obs. 46; et obs. 5 du Mémoire de M. Landouzy), il indique que l'hémisphère, et très-probablement l'écorce grise, a été immédiatement intéressé, soit par l'instrument vulnérant lui-même dans le cas de plaie pénétrante, soit par une esquille, soit par une contusion de la pulpe cérébrale.

b) S'il est direct, il indique avec une très-grande probabilité qu'il y a une compression assez considérable à la surface de l'hémisphère pour qu'elle soit transmise jusqu'à la base où elle s'exerce sur le tronc de la troisième paire. Cette compression pourra d'ailleurs reconnaître plusieurs mécanismes différents : un enfoncement osseux, une hémorrhagie primitive, soit dans la pulpe cérébrale, soit dans les méninges ; tels seront du moins les principaux.

Enfin, dans telle circonstance où le corps vulnérant serait susceptible d'avoir pénétré fort avant dans l'intérieur du crâne (un projectile, par exemple), le ptosis direct, c'est-à-dire du même côté que la lésion, devra faire songer à cette éventualité et à la possibilité d'une lésion directe du tronc de la troisième paire.

B. Etat apoplectique. — Nous avons rangé sous trois chefs, à notre point de vue spécial (p. 17), les circonstances dans lesquelles on peut l'observer : les attaques apoplectiques proprement dites (apoplexie vraie), les attaques apoplectiformes et les fausses apoplexies.

Or, l'existence d'un ptosis dans l'état apoplectique, permettra d'éliminer immédiatement toute la classe des fausses apoplexies.

Elle permettra aussi d'éliminer l'épilepsie d'une façon presque certaine, bien qu'on observe quelquefois des phénomènes paralytiques dans cette variété de congestion apoplectiforme (1).

Enfin, elle plaidera beaucoup plus en faveur d'une apoplexie vraie que d'une simple congestion apoplectiforme, c'est-à-dire en faveur d'une lésion récente et en foyer plutôt que d'un foyer ancien ou d'une lésion diffuse.

Donc, en ce qui concerne la nature de la maladie, l'existence ou l'apparition d'un ptosis chez un sujet qui vient d'être frappé d'apoplexie devra faire penser :

(1) Charcot. Leçons sur les maladies du système nerveux, t. I, p. 570.

1° Avant tout, à une hémorrhagie ou à un ramollissement.

2° En second lieu, à une tumeur ou une hémorrhagie méningée.

Le ptosis n'apportera d'ailleurs par lui-même aucun appoint au diagnostic différentiel entre ces affections.

En ce qui concerne le siége de la maladie nous étudierons la valeur du ptosis à ce point de vue dans le paragraphe suivant.

III. Le ptosis apparaît au cours d'une affection chronique (du système nerveux).

A. Il est alors au second plan ayant été précédé d'autres symptômes qui ont appelé l'attention. Si le diagnostic est déjà fait ou s'il s'impose immédiatement, le ptosis, dont l'apparition est compatible, nous l'avons vu, avec toutes ces affections, n'apportera généralement aucune modification au diagnostic déjà formulé. Pourtant, il ne faut pas oublier que quelques-unes de ces maladies peuvent coexister et enchevêtrer leurs symptômes, aussi serait-il rationnel, dans le cas où le ptosis cadrerait mal avec les signes de l'affection déjà reconnue, de rechercher s'il ne vient pas s'y ajouter quelque lésion d'une autre nature.

Si le diagnostic est encore hésitant ou incertain, l'apparition du ptosis devra faire penser avant tout : à l'ataxie locomotrice ou à la syphilis cérébrale, et en second lieu à une tumeur sans que l'on puisse néanmoins éliminer ni le ramollissement chronique, ni la paralysie générale, ni la sclérose en plaques.

B. Mais quelles sont maintenant les données que le

— —

ptosis pourra fournir sur le siége de la lésion? C'est une question que nous avons déjà renvoyée à propos des abcès comme à propos de l'état apoplectique. Nous allons lui donner ici les développements qu'elle comporte.

A cet égard, nous devons tout d'abord faire une distinction entre celles des maladies chroniques du système nerveux dont le substratum anatomique est constitué par des lésions étendues, diffuses ou multiples, et celles dont les lésions sont toujours ou presque toujours en foyers circonscrits. La. premièe catégorie se confond à peu près avec la classe des grandes affections cérébro-spinales; la seconde renferme surtout : le ramollissement chronique, les tumeurs et les abcès, les anciens foyers d'hémorrhagie ou de ramollissement.

Or, les premières de ces maladies, portent volontiers leur action sur les nerfs de la base du crâne; on sera donc toujours autorisé à penser et il y aura le plus souvent lieu de croire que le ptosis, qui se rattache à ces affections cérébro-spinales, indique une lésion de ce genre et,dans l'espèce, une lésion de la troisième paire; on en conclura aussi que le ptosis est direct.

Pour les secondes, nous savons déjà par les paragraphes précédents que le ptosis est tantôt direct, tantôt et beaucoup plus souvent croisé. Mais nous savons aussi que cette donnée est souvent difficile à acquérir en clinique et difficile ensuite à utiliser si l'on ne fait pas intervenir les associations qui peuvent se présenter. C'est ce que nous ferons maintenant :

1° Le ptosis peut, ainsi que toute paralysie de la troisième paire, ou de la sixième paire, être associé à une hémiplégie et constituer avec celle-ci, tantôt une hémiplégie concordante, tantôt une hémiplégie alterne, exactement comme la paralysie faciale ;

a) Concordante, elle indique bien évidemment une lésion des hémisphères (et un ptosis croisé). Et si l'on remarque, ainsi que nous l'avons déjà relevé (p. 36), la rareté relative du ptosis isolé d'origine centrale, on devra penser, dans un cas de ce genre, qu'il s'agit d'une lésion plutôt corticale que centrale. Il en était ainsi, en effet, dans les observations 5, 6, 8 et 9 de M. Landouzy et dans deux faits que nous avons recueillis d'un autre côté (obs. 33 et 35).

Quant à trouver dans l'existence du ptosis quelque circonstance qui appelle l'attention sur ces cas exceptionnels de ptosis central, nous ne voyons pas que la chose soit possible.

b) Alterne, elle prend la même signification théorique que l'hémiplégie alterne de M. Gubler en ce qui concerne la face. En effet, elle indique que le ptosis est direct, et par conséquent que la lésion (à condition que celle-ci soit unique) porte sur une région où l'entrecroisement de la troisième paire est déjà effectué, celui du grand tractus moteur des membres ne l'étant pas encore. Il y a donc lieu de penser, cet entrecroisement de la troisième paire se faisant très-haut, à une lésion qui intéresse, soit la région supérieure de la protubérance (1), soit la région de l'étage inférieur du pédoncule (de façon à intéresser en même temps la troisième paire à son

(1) Une lésion qui serait circonscrite aux parties inférieures de la protubérance ne saurait donner naissance au ptosis, soit direct, soit croisé, la troisième paire ne pouvant être atteinte à ce niveau.

émergence). Nous avons recueilli une observation de ce genre (obs. 28).

Nous avons aussi observé personnellement un cas de ptosis alterne avec une hémiplégie totale de la face et des membres sur lequel nous demandons la permission de nous arrêter un peu. Il y avait dans ce cas un ptosis isolé à droite, assez léger du reste, et une hémiplégie gauche. La marche de la maladie avait fait porter le diagnostic probable de ramollissement cérébral (à droite), ce que l'autopsie confirma. On trouva dans l'hémisphère droit un ramollissement du corps strié avec intégrité de la couche optique et de la partie postérieure de la capsule interne. Il n'y avait rien dans l'hémisphère gauche. De par ces résultats de l'autopsie comme de par les symptômes observés pendant la vie, ce ptosis était donc bien alterne et direct. Mais comment expliquer un ptosis direct avec une lésion siégeant dans le corps strié? Nous sommes porté à croire, les pédoncules et la protubérance n'ayant pu être examinés attentivement, qu'il y avait quelque autre lésion d'une de ces parties, surajoutée au foyer principal de ramollissement et qui aura échappé peut-être à cause de ses minimes dimensions. Cette supposition ne paraîtra point invraisemblable quand nous aurons dit que ce ramollissement avait pour origine, non pas l'oblitération d'une artère de calibre, d'une artère perforante de la base, par exemple, mais bien des thromboses multiples dans les petites artérioles du corps strié (c'était chez une femme avancée en âge); il n'y aurait rien d'étonnant à ce que pareille chose se soit passée simultanément du côté du pédoncule et plutôt encore du côté de la partie supérieure de la protubérance, de façon à produire un foyer plus ou moins petit qui aura passé inaperçu.

2° Le ptosis peut être associé à une paralysie faciale (sans hémiplégie des membres) (voir nos obs. X, XXIX, et l'obs, X du Mémoire de M. Landouzy). Cette association, vu la rareté de l'hémiplégie faciale de cause cérébrale quand elle est isolée, fera penser tout d'abord à une action directe sur les deux nerfs de la troisième et de la septième paire (obs. XXIX). Et il en sera sans doute ainsi le plus souvent. A cet égard, le fait de M. Chouppe (obs. X) est d'autant plus significatif que l'hémiplégie n'a pas tardé à venir s'adjoindre à une association qui pouvait, sans cela, induire en erreur; la marche seule a été un peu insolite; mais à la fin le tableau était parfaitement régulier et classique, l'hémiplégie était concordante pour les membres, la face et la troisième paire, elle devait être croisée ainsi que l'a démontré l'autopsie.

3° Le ptosis peut être associé avec une paralysie de la sixième paire.

C'est ce qui existait dans les obs. XXVIII et XXIX et, dans ces deux cas, les symptômes étaient du même côté, concordants. Or l'autopsie démontra une lésion de la protubérance. Cela n'a rien qui doive surprendre, bien au conraire; on sait, en effet, les relations étroites de la paralysie de la sixième paire avec les lésions protubérantielles; le ptosis concordant ne peut qu'y ajouter une signification de même sens et augmenter les présomptions du diagnostic.

4° Enfin, nous mentionnerons l'association du ptosis

avec l'hémianesthésie (ces deux symptômes étant alternes).

Cette association tend à assigner à la lésion un siége inférieur à celui que l'on connaît aujourd'hui pour être le lieu d'élection des lésions qui déterminent l'hémianesthésie, c'est-à-dire un siége qui se rapproche du mésocéphale. Or, c'est un fait avéré qu'il existe une hémianesthésie de cause mésocéphalique, dont un des caractères fondamentaux est ne point porter, comme le fait l'hémianesthésie vulgaire, sur les sens supérieurs (pas d'amblyopie, pas d'anosmie).

La coexistence du ptosis,en pareille occurrence, fournit une présomption de plus en faveur d'une lésion pédonculaire ou protubérantielle ; elle devra, en tout cas, attirer l'attention de ce côté et faire rechercher avec soin si l'amblyopie et l'anosmie font ou non défaut.

c) Pour terminer ces considérations sur les rapports du ptosis avec le siége des lésions, nous dirons quelques mots de la question des localisations corticales.

Est-il possible, en présence d'un ptosis (isolé), que l'on aurait de bonnes raisons pour considérer comme étant d'origine corticale (par exemple, un ptosis se rattachant à un traumatisme des régions pariétales du crâne), est-il possible, disons-nous, d'assigner un siége précis à la lésion présumée de l'écorce grise ? Ce problème intéresse vivement la question de la trépanation qui est, comme on sait, à l'ordre du jour.

Nous répondrons par la négative, et nous dirons, ce qui revient au même, que le centre moteur pour la paupière supérieure n'est pas encore déterminé. Nous aurions pu essayer de dégager cette donnée des observations de ptosis que nous avons réunies; si nous ne l'avons pas fait, c'est que dans le travail tout récent de MM. Charcot et Pitres (1), dont la compétence est si grande en pareille matière, nous trouvons, à la fin, cette conclusion (p. 457). « On ne connaît pas encore exactement la situation des centres moteurs corticaux (chez l'homme) pour les mouvement (de la nuque et du cou) des yeux ni des paupières. »

Or, ce travail est postérieur à l'observation de M. Grasset (2), qui a eu à cet égard un certain retentissement. On a pu croire un insant que l'on était en possession de cette notion intéressante. Mais les faits ultérieurs n'ont pas confirmé ces expériences ; car, en même temps que les uns démontraient l'existence de lésions étendues du pli courbe, sans symptôme aucun du côté de la paupière supérieure (3), les autres démontraient, réciproquement, l'existence du ptosis, sans lésion du pli courbe.

Le cas de M. Joanny Rendu (4), à peu près contemporain du travail de MM. Charcot et Pitres, a fait entrer les recherches dans une autre voie. Faut-il croire que l'on touche cette fois à une solution ? Il ne nous appartient pas de prononcer. On trouvera tous les éléments de la discussion et l'état actuel de la question dans un article de la *Revue mensuelle* (année 1877), dû à la plume autorisée de M. Lépine (5).

(1) Charcot et Pitres. Contribution à l'étude des localisations dans l'écorce, etc. Revue mensuelle, 1877.

(2) Grasset. Progr. méd., 1876, p. 406.

(3) Pitres. Soc. anatom., 1876.

(4) Lyon médic., avril 1877.

(5) Lépine. Revue mensuelle, 1877, p, 381 et seq.

IV. Le ptosis apparaît au début d'une maladie chronique.

Cette circonstance, dont l'importance est si grande, mériterait d'être formulée un peu plus longuement; mais nous avons déjà eu l'occasion de nous expliquer à cet égard (p. 16), nous n'y reviendrons pas.

La première idée qui viendra à l'esprit, c'est celle de la syphilis et avec raison. Pourtant, il ne faudra pas s'y rattacher envers et contre tout; et si elle paraissait hors de cause ou seulement douteuse, il est deux autres affections sur lesquelles il faudrait par un interrogatoire et un examen minutieux se faire un jugement. Nous voulons parler de l'ataxie locomotrice et du ramollissement chronique. — Quant aux autres affections chroniques, il est assez rare, comparativement aux deux précédentes, qu'elles aient le ptosis comme première manifestation.

En ce qui concerne l'ataxie locomotrice si nous n'en rapportons aucune observation, c'est que nous avons dépouillé un assez petit nombre de cas de cette maladie. Mais la notion du ptosis au début du tabes dorsalis, et comme manifestation plus ou moins longtemps solitaire, se retrouve un peu partout dans les auteurs qui se sont occupés de sa description (1). Nous la croyons fort importante.

Le ptosis du ramollissement chronique est un fait plus classique peut-être, mais non moins intéressant.

(1) Consulter notammment à ce sujet Pierret. Essai sur les symptômes céphaliques du tabes dorsalis. Paris, 1876.

§ V. — RÉSUMÉ. CONCLUSIONS.

1° Le ptosis isolé ne relève pas fatalement d'une lésion ou d'une action morbide intra-orbitaire, il peut avoir pour cause une lésion intra-crânienne de nature quelconque.

2° Le ptosis isolé, lorsqu'il relève d'une lésion intra-crânienne, ne doit pas faire éliminer complètement l'idée d'une action morbide portant sur le tronc même de la troisième paire ou sur ses noyaux d'origine ; en d'autres termes, il peut être direct.

3° A l'opposé de la paralysie complète de la troisième paire qui n'est peut-être jamais croisée, et de sa paralysie partielle qui ne l'est que fort rarement, le ptosis isolé paraît être beaucoup plus souvent croisé que direct.

On devra donc toujours avoir présente à l'esprit la possibilité d'une blépharoptose cérébrale, c'est-à-dire croisée. (Landouzy.)

4° Le ptosis isolé possède une valeur séméiologique importante dans les circonstances qui suivent :

a) Au cours d'une affection aiguë, il permet d'affirmer d'une façon à peu près certaine l'existence d'une affection ou d'une complication cérébrale.

b) Immédiatement à la suite d'un traumatisme sur le crâne, il permet d'affirmer qu'il y a eu lésion de la substance cérébrale ou compression d'un hémisphère.

c) Dans l'état apoplectique, il permet d'éliminer d'emblée toute la classe des fausses apoplexies.

d) Comme manifestation isolée (c'est-à-dire chez un sujet qui n'accuse spontanément aucun autre symptôme), il devra faire penser avant tout à l'une des trois affections suivantes :

Ou à la syphilis cérébrale ;

Ou à l'ataxie locomotrice ;

Ou au ramollissement chronique.

CHAPITRE III.

De la déviation conjuguée des yeux et de la rotation de la tête.

Ce chapitre serait court, si nous nous renfermions dans les limites d'une pure étude de séméiologie. Non pas que le phénomène de la déviation conjuguée des yeux soit pour nous de nulle valeur : il présente, au contraire, dans certaines circonstances, une importance réelle ; mais ce que l'on sait aujourd'hui de bien précis sur sa signification clinique peut se résumer en quelques propositions.

Nous allons pourtant donner à ce chapitre une certaine extension, sans grand espoir peut-être d'enrichir le sujet de données nouvelles sur la valeur séméiologique de la déviation conjuguée ; mais avec le désir de mettre en relief et de soumettre à la critique certaines particularités qui nous ont frappés à la lecture des observations et qui, à la suite d'une analyse attentive, nous ont paru offrir, à un degré suffisant, la certitude et l'intérêt qu'on est en droit d'exiger en pareille matière.

Au surplus, il nous a paru qu'on avait jusqu'ici un peu trop restreint le domaine de la déviation conjuguée, et nous espérons montrer qu'il est susceptible d'être élargi dans des proportions assez considérables.

§ I.

Nous demandons la permission de placer ici quelques mots d'historique ; nous y recueillerons du reste un certain nombre de faits qui sont destinés à rester et à garder toute leur valeur.

A. Les noms de MM. Vulpian et Prévost sont attachés à l'histoire de la déviation conjugée ; ils y marquent une époque. Nous ne remonterons pas au delà (1868-69), renvoyant à la thèse de M. Prévost (1), pour les phases antérieures. Avec ces deux noms, la déviation conjugée des yeux et son inséparable, la rotation de la tête, prennent à la fois une signification physiologique et une valeur séméiologique. La signification physiologique, très-ingénieuse, il est vrai, ne se dégage point complètement de l'hypothèse. « La déviation conjuguée des yeux et de la tête, dit M. Prévost, peut-être assimilée aux phénomènes de rotation en manége observés chez les animaux qui offrent une lésion unilatérale de l'encéphale. » Et, ailleurs : « il faut penser, avec M. Vulpian, qu'il y a une tendance impulsive d'origine encéphalique qui joue le principal rôle dans ces phénomènes. »

Quant à la valeur séméiologique, elle est autrement bien établie : 1° « La déviation conjuguée indique avec *certitude* l'existence d'une lésion cérébrale en foyer. » 2° « Cette lésion siége dans l'hémisphère vers lequel se fait la déviation. »

On ajoutait, comme proposition d'ailleurs, en second

(1) Prévost. De la déviation conjuguée des yeux et de la rotation de la tête dans certains cas d'hémiplégie. Th. Paris, 1868.

plan : plus les lésions s'enfoncent vers la profondeur du cerveau, pour se rappocher des corps striés et des pédoncules, plus le phénomène s'accentue de toutes façons, comme fréquence, comme intensité, comme persistance, etc. (1).

Enfin, on considérait la déviation conjuguée comme étroitement liée aux phénomènes apoplectiques, et M. Prévost disait : « L'ictus apoplectique est une condition généralement nécessaire pour la manifestation de la déviation oculaire ; et, d'autre part, j'ai dit plus haut que M. Charcot ne serait pas éloigné d'admettre que dans les apoplexies liées à une lésion cérébrale unilatérale on pourrait *toujours* observer un certain degré de déviation oculaire. »

En ce qui concerne les rapports de la déviation conjuguée avec le degré de profondeur de la lésion, M. Prévost avait donc renoncé à établir une loi absolue.

Quant au fait principal, à savoir : le sens de la déviation conjuguée et sa signification adéquate à l'existence d'une lésion en foyer il se présentait avec un rare degré de certitude, puisque sur cinquante et quelques cas réunis par M. Prévost, trois seulement faisaient exception à la loi, et que ces trois exceptions n'étaient elles-mêmes qu'apparentes, puisqu'elles se trou-

(1) M. Prévost avait même pensé tout d'abord (c'est lui-même qui le dit) que la déviation conjuguée était incompatible avec les lésions tout à fait superficielles, méningées ou corticales ; mais il se voit obligé de modifier son opinion sur ce point en présence des faits, et il ajoute alors : « Il n'en reste pas moins vrai que les cas de lésions superficielles du cerveau accompagnées de déviation conjuguée des yeux et de la tête sont des cas relativement exceptionnels ; que les exemples les plus constants et les mieux accusés de ces symptômes sont fournis par des lésions profondes du cerveau, par des lésions qui se rapprochent des corps striés et de l'irradiation pédonculaire. »

vaient précisément correspondre toutes trois à une manière d'être particulière de la lésion, à savoir : une lésion de la protubérance ou du cervelet ; en sorte que, à vrai dire, le fait se présentait avec une constance absolue. M. Prévost n'avait pas même rencontré un de ces cas fortuits, inexpliqués, qui ne manquent pourtant jamais pour faire pièce aux règles les mieux assises, et qui d'ailleurs les confirment, dit-on.....

B. Tel était l'état de la question pour ses points principaux. Mais le chapitre des exceptions ne tarda pas à s'ouvrir.

a) En 1872, M. Hanot présente à la Société de biologie un mémoire sur les attaques apoplectiformes de la paralysie générale (1), et dans les conclusions duquel on lit :

« Pendant les attaques apoplectiques de la paralysie générale on peut observer la rotation conjuguée de la tête et des yeux. Dans cinq cas cette rotation conjuguée a paru reconnaître pour cause *la prédominance unilatérale* du processus morbide sur un hémisphère, l'hémisphère correspondant au côté où s'était produit la déviation.

« Dans deux de ces cas cette prédominance unilatérale du processus morbide s'est traduite par une hémorrhagie sous-arrachnoïdienne ; dans un autre cas par une congestion méningée très-intense ; dans un quatrième cas il y avait sur tout un hémisphère : épaississement considérable, état louche plus accentué, adhérences plus intimes à la substance corticale de la pie-mère ;

(1) Hanot, Note sur l'évolution thermique et la rotation conjuguée de la tête et des yeux dans les attaques apoplectiques de la paralysie générale. Mém. Soc. biol., 1872.

enfin dans une cinquième observation on a constaté, sans inégalité sensible des lésions méningées, une prolifération nucléaire beaucoup plus abondante, des lésions vasculaires plus accusées dans l'hémisphère correspondant au côté où s'était faite la rotation conjuguée. »

« Dans une sixième observation, la malade n'a point succombé à l'attaque apoplectique. »

Ailleurs, M. Hanot dit : « Ces six malades ont présenté la déviation conjuguée persistant dans le même sens pendant toute l'attaque, *aussi nette*, *aussi typique* que celle qui s'observe dans l'hémorrhagie ou le ramollissement du cerveau. »

Cette citation, un peu longue, demandait à n'être point tronquée, parce qu'il en ressort d'une façon bien nette les quatre points suivants :

1° La déviation conjuguée s'est montré liée à une prédominance morbide *unilatérale.*

2° Elle s'est toujours établie vers l'hémisphère correspondant ; (à cette prédominance unilatérale).

3° Elle n'a pu s'expliquer que par des lésions, soit purement méningées, soit corticales et tout à fait superficielles.

4° Elle s'est montrée aussi typique que dans les cas de lésion profonde.

Ainsi, les observations de M. Hanot confirmatives, pour les deux premiers points, des idées de M. Prévost sur la déviation conjuguée, les contredisent, au contraire, sur les deux autres, puisqu'il a vu la déviation conjuguée se montrer aussi typique que possible, tout en relevant de lésions qui étaient aussi superficielles que possible.

b) La même année, à la Société de biologie également (1), M. Louville « rapporte diverses observations de malades ayant présenté pendant la vie la déviation conjuguée de la tête et des yeux, et chez lesquels il n'a été trouvé à l'autopsie que des lésions méningées, sans autres altérations profondes de l'encéphale pour expliquer ce phénomène. Chez les alcooliques où l'on trouve ces symptômes on n'observe guère également qu'une congestion plus ou moins marquée des méninges, mais pas de lésions profondes de l'encéphale. »

C'est donc encore la théorie des lésions profondes battue en brêche.

c) En 1873, à la Société médicale des hôpitaux, tandis que M. Desnos, rapportant un nouveau cas de lésion de la protubérance avec déviation du côté opposé à la lésion, cherchait à faire prévaloir cette loi : que toute déviation conjugée vers les membres paralysés indiquerait une lésion en foyer de la protubérance (2); M. Brouardel éle-

(1) Séance du 10 août 1872.

(2) Desnos. *Soc. méd. des hôp.*, février 1873. Hémorrhagie de la protubérance annulaire. Rotation de la tête et déviation conjuguée de yeux du côté opposé à la lésion. Importance du sens de la rotation de la tête et de la déviation des yeux pour le diagnostic topographique des altérations de l'encéphale. « Le foyer avait le volume d'une noisette: il occupait le lobe gauche en envoyant vers la ligne médiane et vers le lobe droit à quelques millim. au-dessous du plancher du quatrième ventricule, une légère fusée. Mais la quantité de sang épanché dans ces deux derniers points était si peu considérable, que la lésion peut être considérée comme occupant exclusivement le lobe gauche. »

Réflexions de M. Desnos: « Les faits de cette nature, s'ils se multiplient, prendraient un grand intérêt au point de vue de la localisation de la lésion. Mais déjà, ceux qu'a réunis M. Prévost et le mien me paraissent permettre d'établir que lorsque la rotation de la tête et la dévait des doutes au sujet de l'inflexibilité de la loi posée par M. Prévost sur le sens de la déviation, et émettait cet avis, que dans l'hémorrhagie cérébrale les exceptions seraient assez fréquentes. (Voir la note 2, p. 58.)

d) Dans l'article *Cerveau* du Dict. encyclop. des sc. méd. qui parut un peu après. M. Potain, pour le chapitre de la pathologie générale, et M. Brouardel, pour celui de l'hémorrhagie cérébrale, ne consacrent à la déviation conjuguée que quelques lignes, ne renfermant aucune donnée nouvelle.

e) En 1875, M. Lépine, dans sa thèse d'agrégation (1), rappelle la loi de M. Prévost, pour en faire ressortir toute l'importance clinique. Et il ajoute : « Les exceptions sont extrêmement rares. » Pourtant il en cite deux qui lui sont personnelles, mais qui ne lui paraissent pas

viation conjuguée ont lieu du côté opposé à la paralysie, il s'agit d'une lésion de l'encéphale; que si, au coutraire, elles se produisent du même côté que l'hémiplégie, elles indiquent une lésion d'une partie constituante de l'isthme encéphalique. Cette déduction diagnostique n'est pas portée au point de vue du pronostic, etc. » — A quoi M. Brouardel répond : « Il est possible que pour les lésions de la protubérance, la déviation du côté opposé soit un fait constant; mais ce phénomène ne peut servir à un diagnostic *absolu* du siége des lésions. J'ai vu, en effet, dans un cas d'hémorrhagie siégeant en avant du corps strié gauche, la déviation conjuguée des yeux se faire du côté droit, c'est-à-dire du côté de la paralysie. Enfin, dans un autre cas, il y avait lésion de l'hémisphère cérébral droit, ramollissement du cervelet du même côté, et les yeux étaient déviés à gauche. » (Landouzy, Soc. biol., 1873.)

« Je crois les exceptions trop fréquentes dans les hémorrhagies des hémisphères, pour que le sens de la déviation des yeux permette de porter un diagnostic précis sur le siége de la lésion. »

(1) Lépine. De la localisation dans les maladies cérébrales. Th. agrég., 1875.

infirmer la règle, parce que dans ces deux cas aussi, il y avait une circonstance anormale, à savoir : une inondation ventriculaire. Mais nous devons remarquer dès à présent que M. Prévost avait lui aussi consigné dans sa thèse des faits assez nombreux(1) d'inondation ventriculaire, voire même des cas où cette inondation était double, sans que pour cela la déviation conjuguée se soit faite du côté opposé au foyer hémorrhagique initial. Les deux observations de M. Lépine, quelle que soit l'interprétation qu'il leur ait donné, constituent donc aussi un petit groupe d'exceptions. (Nous nous bornons à cette mention de la thèse de M. Lépine pour le moment; nous aurons à y revenir.)

f) En 1876, M. Landouzy, dans sa thèse inaugurale (2), sur 33 cas de déviation conjuguée, se rapportant à des circonstances diverses, en relève dix qui sont contradictoires à la loi posée par M. Prévost. En mêms temps, du reste, il fait ressortir combien était peu fondée l'opinion de Prévost, lorsqu'il considérait comme relativement rares, les cas de déviation conjuguée se rapportant à des lésions superficielles des hémisphères, puisque ses 33 cas se rapportent à peu près exclusivement à des lésions de ce genre.

g) A notre tour, nous sommes en mesure de citer, — ce que nous ferons plus loin — une vingtaine d'observations au moins, dans lesquelles la déviation conjuguée a eu lieu vers le côté opposé à la lésion.

(1) Prévost. Loc. cit. : obs. 31 à 40.

(2) Landouzy. Thèse citée.

Mais, nous nous empressons de le dire, si M. Landouzy, et nous ensuite, avons pu réunir un nombre aussi considérable d'exceptions à une règle qui semblait tout d'abord ne pas en souffrir, — c'est que nous nous sommes sensiblement écartés l'un et l'autre du terrain sur lequel s'était placé M. Prévost. Sa thèse est intitulée, il ne faut pas l'oublier : « De la déviation conjuguée des yeux et de la rotation de la tête dans certains *cas d'hémiplégie.* » Or, dans nos observations contradictoires, on pourra retrouver, on retrouvera presque toujours l'hémiplégie, mais placée au second plan.

Quoi qu'il en soit, il nous semble résulter suffisamment de la revue à laquelle nous venons de nous livrer, que la question de la déviation conjuguée méritait bien d'être aujourd'hui révisée.

§ II

Des caractères cliniques de la déviation conjuguée

Faisant abstraction, pour le moment, des circonstances diverses dans lesquelles la déviation conjuguée peut se présenter, et de la signification qu'elle revêt suivant les cas, nous allons l'envisager en elle-même.

A. On s'étonnera peut être d'une pareille étude, car il semble au premier abord qu'un semblable phénomène ne puisse pas avoir deux manières d'être ; mais il n'en est rien. Voici ce que l'analyse des observations nous a montré :

a) A côté du type vulgaire et classique qui consiste en ce que les deux pupilles sont dirigées d'un même côté pendant que la face regarde, elle aussi, de ce côté, il y a d'abord une première variante, à savoir : que la face reste dirigée en avant. Cette particularité n'avait point échappé à M. Prévost, car il dit : « Les deux phénomènes marchent, en effet, souvent de pair; cependant, dans certains cas, un seul peut avoir frappé l'observateur, dans certains autres, l'un deux paraît plus caractérisé que l'autre : et je dois dire que la déviation des yeux m'a paru offrir ordinairement une plus grande persistance, et une plus grande importance au point de vue du diagnostic que la rotation de la tête, *laquelle a manqué même quelquefois complètement.* »

Il y aurait une seconde variante à signaler immédiatement, qui serait l'inverse de la précédente, et, à savoir : les yeux restent dirigés en avant, la face seule se dévie. Nous les rangerons toutes les deux sous la même rubrique ; ce sera pour nous : *le type incomplet.* Et nous ajouterons tout de suite que, à notre avis, le premier cas seul offre de l'intérêt, et mérite de conserver sa place à côté du type classique. Nous verrons plus loin quelles sont les raisons qui nous font rejeter comme étant de médiocre valeur la déviation isolée de la face, c'est du reste, comme on a pu le voir plus haut, à peu près l'opinion de M. Prévost, sauf les motifs qui sont différents.

b) Après le type classique ou complet, et le type incomplet, nous admettrons : *le type dissocié*, dont nous avons relevé quelques exemples (obs. 1re, 26e, 38e, 39e) et qui se caractérise ainsi : pendant que les yeux se dévient d'un côté, la face se dévie du côté opposé. Bien que ce type soit assez rare, nous croyons qu'il n'est pas fictif, car dans une de ces observations (obs. 26), il s'est maintenu avec une persistance remarquable dans des conditions pourtant bien propres, au moins en apparence, à le modifier (1).

c. Jusqu'ici nous avons supposé implicitement que la déviation conjuguée était fixe, constante dans sa direction pendant toute sa durée ; et, en effet, c'est ce qui a lieu le plus souvent. Mais, sur ce point aussi, il y a tout un petit chapitre d'exceptions fort curieuses et fort intéressantes, qui paraissent avoir complètement échappé à M. Prévost, chapitre qui s'ouvre précisément à l'occasion des premiers faits exceptionnels concernant le sens de la déviation conjuguée par rapport à la lésion. Nous donnerons à ces cas, avec M. Lépine, le nom de : *déviation conjuguée successive* ; auquel on pourrait substituer, avec avantage peut-être, celui de : *déviation conjuguée alternative* (1).

Or, cette modalité pourra se rencontrer avec l'un quelconque des types que nous avons définis et admis :

Avec le type complet ;

Avec le type incomplet ;

(1) Ce type dissocié paraît avoir échappé à M. Prévost ; il n'en parle pas ; et pourtant une de ses observations, la 52e, en offre un exemple.

(2) On en trouvera des exemples dans les observations 2, 2 bis, 4, 5, 27, 45.

Avec le type dissocié.

Nous ajouterons enfin que, dans la déviation conjuguée alternative, le type peut changer, c'est-à-dire être d'abord complet, puis incomplet ou bien le contraire. Assez souvent aussi, le type dissocié apparaît soit au début, soit au cours de ces alternances; c'est ce que nous appellerons pour tous ces cas : la déviation conjuguée *successive et variable*. (Ex.: obs. 5e, 38e).

Nous ne prétendons point utiliser toutes ces variétés, lorsque nous traiterons de la valeur séméiologique; car nous ne sommes pas en mesure, tant s'en faut, de leur assigner à chacune une signification particulière. Nous avons tenu néanmoins à les enregistrer, d'une part, parce que nous avons cru trouver à quelques-unes d'entre elles une relation intime avec la nature de la lésion, et d'autre part, parce que peut-être des observations ultérieures leur assigneront le sens qui nous échappe aujourd'hui.

B. Nous empruntons maintenant à M. Prévost les lignes suivantes qui compléteront cette étude des caractères cliniques de la déviation conjuguée envisagée en elle-même.

a)« Assez souvent, dit-il, la tête est en rotation comme forcée sur le cou, dans les muscles duquel on constate une certaine raideur, *paraissant* siéger, tantôt dans le sterno-mastoïdien du côté opposé à la rotation de la tête (côté de l'hémiplégie), tantôt au contraire dans la partie supérieure du trapèze... Alors la tête ramenée sur la ligne médiane par le médecin, retourne à sa déviation primitive et quelquefois si brusquement qu'elle semble mue par un ressort. »

« Dans un grand nombre de cas, au contraire, il n'y a point de roideur des muscles de la région cervicale, et l'on peut facilement placer la face dans la position directe ou même la tourner du côté opposé, mais le malade ne tarde pas à la replacer dans sa première position. Dans ces cas, les yeux sont généralement moins déviés (en apparence); et l'on est souvent obligé de placer la tête de face, pour apprécier la déviation oculaire. » (C'est là, soit dit en passant, un bon moyen pour démasquer la déviation des yeux, lorsqu'elle est peu apparente ou douteuse, et pour la mettre en évidence.)

b) La déviation conjuguée quels que soient son type, sa forme, etc., est, pour ainsi dire, toujours un phénomène essentiellement transitoire; il dure quelques heures, quelques jours au plus, même dans les cas où le malade survit, avec persistance de la plupart des autres phénomènes qui sont apparus en même temps que la déviation.

Pourtant M. Prévost a pu réunir deux cas d'hémiplégie à marche lente, dans lesquels le phénomène a été remarqué, et, en plus, un cas de lésion du cervelet où il s'est également montré sous une forme chronique. Pour notre part nous n'en avons point rencontré d'exemples.

c) Enfin, assez souvent, dit M. Prévost, la déviation conjuguée s'accompagne de nystagmus; c'est, en effet, ce que nous avons pu vérifier.

§ III

DE LA DÉVIATION CONJUGUÉE ENVISAGÉE DANS SES RAPPORTS AVEC LA NATURE DES MALADIES (DU SYSTÈME NERVEUX), ET AVEC LES CIRCONSTANCES PARTICULIÈRES DE CES MALADIES DANS LESQUELLES ELLE SE PRODUIT.

A. Si l'on se rappelle d'une part les relations étroites de la déviation conjuguée avec l'ictus apoplectique (1), et d'autre part l'extrême rareté de ce phénomène sous sa forme persistante et chronique, on prévoit dès lors qu'il devra rester complètement étranger à la plupart des maladies chroniques du système nerveux, envisagées en dehors de leurs manifestations épisodiques (voy. page 15). C'est en effet ce qui a lieu.

a) Complètement inconnue dans l'ataxie locomotrice, la déviation conjuguée le serait également dans la sclérose en plaques, dans la paralysie générale, dans le ramollissement chronique, dans les hémiplégies anciennes, symptomatiques d'un foyer de ramollissement ou d'hémorrhagie, dans les tumeurs; si ces diverses maladies n'étaient toutes susceptibles de ces manifestations épisodiques dont nous parlions tout à l'heure, c'est-à-dire des attaques apoplectiformes ou épileptiformes qui sont précisément le terrain de prédilection de la déviation conjuguée. C'est par là que ce phénomène, étranger au premier abord à toutes les affections chroniques du système nerveux, se trouve au contraire appartenir à toutes ou à presque toutes; nous ne voyons guère que l'ataxie loco-

(1) Voir p. 55.

motrice qui puisse en être désintéressée complètement.

b) A cette énumération des maladies chroniques du système nerveux qui ont un substratum anatomique aujourd'hui bien connu, nous devons ajouter encore, parmi les affections dites sans lésion, l'épilepsie essentielle et l'hystéro-épilepsie, dont les attaques peuvent aussi s'accompagner du phénomène de la déviation conjuguée (obs. 2 et 2 *bis*).

c) Enfin, nous montrerons par des faits que la plupart des lésions permanentes des hémisphères sont susceptibles, en dehors de tout ictus apoplectique, de déterminer l'apparition du phénomène, par le seul fait de leurs manifestations convulsives. Dans cette catégorie rentrent toutes les lésions dont relèvent l'épilepsie partielle ou hémiplégique et l'hémichorée (obs. 6, 7, 16, 17, 22, 40.)

d) Ces considérations sont également applicables, mais avec moins de rigueur pourtant, aux affections aiguës. C'est ainsi que, dans les diverses espèces d'encéphalo-méningite, on verra rarement (la chose est cependant possible) la déviation conjuguée s'établir d'une façon silencieuse, nous voulons dire par là en dehors de quelque manifestation paralytique ou convulsive. Pourtant nous devons dire que lorsque ces maladies aiguës aboutissent à l'état comateux, même d'une façon progressive et graduelle, il n'est pas absolument rare de voir à ce moment apparaître le phénomène ; mais, nous le répétons, ce cas est beaucoup moins commun que le premier.

De ces affections aiguës nous rapprocherons les traumatismes crâniens, lorsque, soit directement, soit indirectement (c'est-à-dire par quelque processus inflammatoire secondaire), ils intéressent les centres nerveux à leur surface ou dans leur profondeur.

Comme on peut le voir, nous venons d'agrandir singulièrement, ainsi que nous l'annoncions au commencement de ce chapitre, le domaine de la déviation conjuguée. En effet, tandis que M. Prévost, dans sa thèse, après avoir fait une part énorme au ramollissement aigu et à l'hémorrhagie récente (35 cas de ramollissement et 17 cas d'hémorrhagie, sur 50 et quelques faits suivis d'autopsie), ne mentionne plus que 3 cas d'hémorrhagie méningée, 1 cas de pachyméningite et 1 cas de tumeur; nous ajoutons à ce groupe, assurément trop restreint :

1° Avec M. Hanot, les manifestations apoplectiques de la paralysie générale.

2° Avec M. Liouville, les formes convulsives et apoplectiques de l'alcoolisme aigu.

3° D'après les observations que nous avons recueillies, toute la classe des maladies auxquelles appartiennent les congestions apoplectiformes et épileptiformes, c'est-à-dire : foyers anciens d'hémorrhagie ou de ramollissement, tumeurs, sclérose en plaques.

4° L'épilepsie et l'hystéro-épilepsie.

5° Les maladies aiguës et les traumatismes.

6° Les lésions propres à déterminer l'épilepsie partielle et l'hémichorée.

B. D'autre part, nous signalerons ce fait, en vérité bien singulier que, dans les 58 observ. de M. Prévost, il n'est question *qu'une seule fois* (obs. 45) de mouvements convulsifs, et même n'est-ce qu'en passant. On peut admettre à la rigueur, vu la nature des faits sur lesquels porte le travail de M. Prévost, que les convulsions auraient fait défaut dans tous les cas ; pourtant, si l'on remarque d'une part qu'il rapporte dix cas d'hémorrhagie célébrale avec inondation ventriculaire et en plus trois cas d'hémorrhagie méningée, sans que des mouvements convulsifs y soient notés une seule fois ; si l'on remarque d'autre part que toutes ses observations sont présentées sous une forme manifestement résumée et réduite à peu près aux seuls détails qui concernent la déviation conjuguée, il est à croire que l'omission dont nous parlons est le fait de l'auteur plutôt que du hasard. Quoi qu'il en soit, il paraît bien certain que cette relation possible de la déviation conjuguée avec les convulsions a échappé complètement à M. Prévost. M. Landouzy serait le premier, croyons-nous, qui en ait fait implicitement mention (page 82 et 83 de sa thèse inaugurale). — C'est sur ce point spécial que nous allons maintenant appeler l'attention.

Pour écarter toute ambiguïté de notre exposition, nous sommes obligés de faire au préalable un léger emprunt au paragraphe suivant, où nous traiterons des rapports de la déviation conjuguée avec le siége de la lésion. Nous demandons donc qu'on nous accorde, à titre de postulatum, qu'un phénomène paralytique ou convulsif quelconque, pourvu qu'il ait son origine dans l'un des hémisphères cérébraux, se présente *croisé* avec le siége de l'action morbide dont il procède, lorsqu'il s'agit soit des membres, soit du domaine du facial inférieur. Ceci nous permettra de faire abstraction pour le moment de la lésion, de n'envisager que ses conséquences : la paralysie ou les convulsions, et de montrer, dans tout un groupe assez imposant de faits, la déviation conjuguée s'établir, non plus comme dans le cas de M. Prévost, toujours du côté opposé aux membres *affectés* (1), mais bien au contraire se faire précisément de leur côté. Et, — qu'on le remarque bien, — il s'agit là de faits où les hémisphères étaient seuls en jeu, et non point la protubérance ou le cervelet.

Les observations sur lesquelles nous appuyons notre démonstration se trouvent consignées avec des détails suffisants dans nos pièces justificatives; et là nous indiquons toujours la source où l'on peut les retrouver *in extenso*. Ici, dans ce qui va suivre, nous n'en donnerons que des extraits très-brefs, mais textuels, ce qui nous permettra de mettre mieux en évidence le point spécial de ces observations que nous désirons en faire ressortir, c'est-à-dire le sens de la déviation conjuguée des yeux.

a) Voici d'abord un petit groupe d'observations qui, par leur simplicité et leur précision, n'offrent aucune prise possible à la discussion :

(Obs. 6.) Accès convulsif « : le bras paralysé (*bras gauche*) est agité de soubresauts convulsifs; les yeux largement ouverts sont, ainsi que le visage, fortement tournés vers le côté *gauche*. »

(Obs. 7.) « Attaque épileptiforme avec des convulsions portant exclusivement sur la face et les membres du côté paralysé (*côté gauche*). »

« La tête et les yeux se dévièrent fortement *à gauche* ; puis des secousses convulsives apparurent sur la face et les membres du côté gauche. »

(Obs. 8.) Attaque : « la commissure cérébrale *droite*

(1) Nous ne disons pas *paralysés*, et c'est à dessein, ainsi qu'on le verra par la suite.

est tirée en haut et en dehors; bientôt l'œil droit est brusquement entraîné en dehors tandis que l'œil gauche est porté en dedans (soit, déviation conjuguée *à droite*). — Les muscles *droits* du cou se contractent convulsivement, puis le bras s'agite de mouvements alternatifs, et enfin les convulsions se montrent dans la cuisse et la jambe *droites*. »

« Pendant ce temps, le côté gauche reste immobile. »

(Obs. 16.) « De mai en octobre, convulsions fréquentes dans la moitié *gauche* du corps, y compris la face. »

« Le 2 octobre : secousses dans la langue et dans la jambe *gauche*.

« Le 4 : secousses dans la langue, le cou et le bras *gauche*.

« Le 16 : pendant quelques minutes la tête et le yeux se convulsent *à gauche*. »

(Obs. 17.) « Les mouvements volontaires de la jambe peuvent provoquer un accès convulsif étendu à tout le côté *droit* du corps; pendant l'accès, la tête et les yeux se dirigent *à droite*. »

(Obs. 22.) Série d'attaques convulsives; « toutes avaient débuté par des mouvements saccadés de la main *droite*; la secousse agitait le bras en montant, puis le corps, en descendant dans la jambe *droite*. Le côté *droit* du visage était atteint, mais non le gauche, et les yeux étaient tournés vers *la droite*. »

Voilà donc six faits, tant d'épilepsie hémiplégique que de congestion épileptiforme, dans lesquels les yeux, au moment des convulsions, se placent en déviation conjuguée du côté même de ces convulsions. Dans quatre de ces cas le type est complet, c'est-à-dire que la face est déviée en même temps que les yeux et du même côté; dans les deux autres, il n'est pas parlé de la face, mais leur valeur n'en est pas amoindrie pour cela; on nous l'accordera bien. Nous ajouterons que dans ces six cas l'autopsie démontra l'existence d'une lésion, quelquefois à foyers multiples (obs. 6, 17, 22), mais toujours unilatérale et exclusivement hémisphérique.

b) Les extraits suivants se rapportent à des faits un peu moins simples peut-être, mais également probants.

(Obs. 26, 2e *partie.*) « Le 26 juin : perte de connaissance; les yeux (et la bouche) sont tirés *à droite;* puis petites secousses dans la jambe *droite* suivies de rigidité du bras et de la jambe *droite.* — Côté gauche immobile. »

(Obs. 40.) « Le 18 : les membres sont le siége de mouvements saccadés (choréiformes), principalement *le gauche*; mouvements convulsifs de la face du côté correspondant. Les yeux sont tous deux dirigés vers *la gauche*; la malade peut momentanément leur imprimer des mouvements de rotation, mais ils reprennent aussitôt leur direction habituelle.

« Le lendemain 19, les mouvements sont maintenant limités au membre supérieur *gauche.* »

(Obs. 41 : 2e *partie.*) Attaque le matin; dans la journée: « secousses convulsives du côté *droit :* face, tronc, bras, cuisse et jambe. La tête est fortement penchée (?) vers la *droite*; les yeux sont déviés de *ce côté.* »

(Obs. 45.) « Les convulsions sont limitées à la partie *droite* du corps. Le malade soulève d'abord son bras gauche (? voir la note de l'observation, page 168); la tête exécute un léger mouvement de rotation du côté gauche, puis elle est brusquement ramenée à *droite*. La commissure labiale est fortement tirée à *droite* ; les globes oculaires sont fortement tirés à *droite*. »

« Bientôt, les convulsions s'accentuent davantage; elles s'étendent à la face, au membre supérieur, au membre inférieur. »

Nous avons mis ces quatre cas sur un second plan, parceque, ainsi qu'on pourra s'en convaincre en se reportant aux pièces justificatives où ils sont détaillés, ils n'offrent pas tout à fait, soit comme manifestations symptomatiques, soit comme lésions, le même degré de simplicité et de netteté que les six premiers. Pourtant, nous ne voyons pas qu'on puisse sérieusement les attaquer, eu égard au point de vue spécial où nous nous plaçons, c'est-à-dire eu égard au sens de la déviation conjuguée par rapport aux convulsions. Quant aux lésions, unilatérales dans deux de ces cas, elles étaient multiples et bilatérales dans les deux autres; mais les auteurs de ces observations ont eux-mêmes pris soin de montrer comment il était possible de faire concorder les diverses lésions trouvées avec les symptômes observés successivement pendant la vie; en sorte que il en ressort, avec toute évidence, que la déviation conjuguée était bien, dans ces deux cas aussi, sous la dépendance d'une lésion croisée (par rapport au sens de la déviation).

c) Voici maintenant un cas, suivi de guérison, et que nous livrerons sans commentaires à l'appréciation du lecteur :

(Obs. 43.) État comateux : « tout le côté *droit* est contracté; le gauche également, mais beaucoup moins. De temps à autre les membres sont secoués par des mouvements saccadés surtout prononcés à *droite*. Les deux yeux sont déviés à *droite*. »

d) Suivent deux exemples de déviation conjuguée dans l'épilepsie et l'hystéro-épilepsie, remarquables tous deux par le déplacement de la déviation avec celui des convulsions.

(Obs. 2.) Dans la description d'un accès d'hystéro-épilepsie, il est dit :

« La face pâlit et se dévie à *gauche* ; le regard, d'abord fixe et dirigé en avant, se porte à *gauche*.

« Le bras correspondant se soulève, etc., etc.

« Au bout de quelques secondes, on observe une demi-occlusion des paupières *gauches*, qui sont animées, ainsi que les muscles *de la même moitié de la face*, de convulsions rapides...

« Dix à quinze secondes plus tard, la face et les yeux se retournent à *droite*... ; les convulsions s'emparent des paupières *droites* et des muscles de la moitié *droite* de la face... ; les convulsions cloniques apparues durant cette phase, et qui avaient d'abord envahi les membres du côté gauche, prédominent maintenant à *droite*. »

(Obs. 2 *bis*.) Un accès d'épilepsie se déclare :

« La face regarde à *droite* ; les yeux sont dirigés en haut et à *droite*. En même temps, la bouche est fortement *tirée à droite*, la rigidité des membres qui sont allongés est très-accusée à *droite*, moindre à gauche. »

« Au bout d'une trentaine de secondes se montrent quelques secousses cloniques ; puis la face et les yeux se portent à *gauche*, et alors la rigidité prédomine dans les membres du *côté opposé*. »

Ces deux faits, dont le premier suivi d'autopsie (suffusion sanguine sur la face convexe des deux hémisphères, surtout à droite), sont évidemment, en tant que relation de la déviation conjuguée avec le côté de la lésion, de médiocre valeur; mais ils plaident toujours en faveur de la démonstration que nous poursuivons.

Quant au second, on y voit de la contracture beaucoup plus que des convulsions proprement dites; mais on nous accordera sans difficulté que, dans un accès d'épilepsie essentielle, la contracture, la rigidité des membres est pourtant bien une convulsion au premier chef; c'est la convulsion tonique, le tonisme de certains auteurs, lequel s'éloigne incontestablement, à tous égards, de la contracture proprement dite et de la rigidité musculaire qui s'observe dans certaines formes d'hémiplégie récente. Nous croyons cette distinction parfaitement fondée et nous l'utiliserons plus tard. Aussi ce cas nous servira-t-il de transition aux suivants où la contraction et la rigidité nous paraissent être absolument de même ordre que dans le précédent.

e) Il s'agit d'une malade atteinte d'hémiplégie spasmodique de l'enfance avec contracture des membres du côté gauche.

« Elle est sujette à des accès spontanés d'épilepsie hémiplégique. »

« De plus, chez elle, en relevant vivement la pointe du pied *gauche*, on provoque souvent une trépidation qui s'étend à tout le membre, et si l'on maintient le pied ainsi relevé, la contracture du bras s'exagère, la face et les yeux se tournent fortement du côté *gauche*, la commissure labiale est attirée en haut et en arrière, et l'on assiste à un véritable accès d'épilepsie hémiplégique quelquefois accompagné de perte de connaissance. »

Ce fait est emprunté à MM. Charcot et Pitres (1), et, bien qu'il n'ait pas été suivi d'autopsie, on n'en récusera pas la valeur.

f) Quant au suivant, s'il n'y a pas eu de lapsus, ce serait un cas d'épilepsie hémiplégique avec lésion de l'hémisphère *du même côté*..., il doit donc s'être glissé quelque erreur (2). Quoi qu'il en soit, nous y trouvons encore un exemple de déviation conjuguée vers les membres affectés (à la fois paralysés et en état con vulsif).

(Obs. 20.) « Série d'attaques épileptiformes pendant lesquelles :

« La tête était toujours fortement contournée vers l'épaule *gauche*. »

Puis :

« Etat comateux pendant lequel les membres du côté *gauche*, quoique paralysés, se roidissaient *spasmodiquement* et restaient inflexibles pendant des heures entières. »

« Les yeux se tournaient souvent avec violence vers le côté *gauche*. »

Par opposition à ces trois derniers faits nous verrons, quand il s'agira d'une véritable contracture sans mélange d'élément spasmodique, la déviation conjuguée se comporter, dans l'immense majorité des cas, d'une façon toute différente.

(1) Charcot et Pitres. Loc. cit. p. 376.

(2) Au surplus, il s'agit d'un cas de prédominance unilatérale, il est vrai, mais en réalité à la lésion diffuse.

g) Dans une dernière catégorie de faits, nous allons voir l'influence des phénomènes convulsifs sur le sens de la déviation s'accuser au plus haut degré, se trahir, 'interpréter pour ainsi dire d'elle-même. On y saisit cette influence, en quelque sorte, sur le vif; en effet, les convulsions cessant, et cédant la place à la paralysie, la déviation change aussitôt de sens, et se fait, suivant la loi de M. Prévost, du côté de la lésion. Ce nous sera, en même temps, une occasion de citer quelques exemples de ces déviations alternatives dont nous avons parlé (page 63).

Le premier cas manque du contrôle de l'autopsie; mais il est d'une telle précision que nous n'hésitons pas à le rapporter ici :

(Obs. 4.) Depuis trois jours, parésie, puis paralysie du membre supérieur *gauche*.

Le quatrième jour : « violente attaque épileptiforme; le bras *gauche* s'est roidi et s'est placé à angle droit avec le tronc, le poing s'est fermé; la face et les yeux se sont tournés du côté *gauche*.

« Après quelques secondes, le bras (gauche) a commencé à être agité de secousses convulsives qui se sont étendues à l'épaule, etc. »

Une heure après : « les *convulsions ont cessé tout à coup*; le bras gauche est retombé dans son *inertie*, et l'on a pu constater aussi, immédiatement après l'attaque, une légère paralysie faciale gauche et une rotation de la tête avec déviation conjuguée des yeux du côté *droit*. »

Cette citation, absolument textuelle, se passe de commentaires. Comme fait à l'appui d'une théorie, c'est, qu'on nous passe l'expression, un idéal!... Nous ajouterons que la déviation conjuguée disparaissait le lendemain, en même temps que la paralysie s'atténuait déjà pour disparaître complètement au bout de quelques semaines.

Les trois cas suivants n'offrent plus le même degré de précision; mais il est facile de voir, en les analysant attentivement, qu'ils plaident absolument dans le même sens :

L'un d'eux nous a déjà servi (page 72); on y a vu une attaque convulsive avec des convulsions limitées à la moitié droite du corps s'accompagner d'une déviation conjuguée à droite. En voici la suite :

(Obs. 45). « A la fin de l'attaque : *paralysie* de tout le côté *droit* du corps, avec léger degré de contracture; la face est fortement déviée à *gauche.* » (Il n'est rien dit des yeux.)

Les deux autres n'ont pas encore été utilisés par nous; ce sont deux nouveaux exemples de déviation conjuguée se faisant vers le côté convulsé, et, d'autre part, deux cas de déviation alternative. Ils sont malheureusement un peu complexes dans leur forme *in extenso*, nous les rendrons ici plus intelligibles, tout en ne citant que des extraits textuels.

(Obs. 27, 2e *partie.*) Attaque avec convulsions cloniques dès le début; un quart d'heure après :

« Les yeux sont ouverts, fixes, et regardent à *droite.* » (La tête est animée de mouvements oscillatoires.)

« Les deux membres supérieurs, surtout *le droit*, sont agités de mouvements convulsifs, etc. » Les convulsions deviennent générales, par moment il se fait une révolution complète de quelques minutes, puis de nouveau des convulsions cloniques. « Les mouvements convulsifs siégent *surtout à droite.* »

Le lendemain : « la face est tournée *à gauche* (pour les yeux, sorte de nystagmus). Le bras droit est rigide dans l'extension, *aucun mouvement convulsif.* »

Le surlendemain, « la tête et les yeux sont déviés à *gauche* ; tous les membres sont *flasques.* »

L'auteur de cette observation, M. Lépine, dans les réflexions dont il la fait suivre, montre que cette attaque épileptiforme avec prédominance à droite, était sous la dépendance d'un foyer hémorrhagique de l'hémisphère *gauche*, siégeant au niveau de la circonvolution pariétale ascendante. Donc, de par les symptômes rapprochés de l'autopsie, nous sommes bien autorisés à dire que, dans ce cas, la déviation conjuguée s'est faite, d'abord du côté opposé à la lésion pendant la *phase convulsive*, puis du côté de la lésion pendant la *phase paralytique*.

Voici le troisième fait :

(Obs. 5.) Attaque apoplectiforme composée d'une série d'accès :

1° Dans l'intervalle des accès la face était déviée (légèrement) vers le côté gauche, les yeux dirigés en avant.

2° Lorsque l'accès allait commencer, la rotation de la tête s'exagérait (à gauche, par conséquent), les yeux se portaient fortement *vers la gauche*. Puis secousses convulsives dans la moitié *gauche* de la face, etc.

(A aucun moment on n'a constaté de convulsions dans le côté droit.)

3° En observant avec plus d'attention on a noté les particularités suivantes :

« Le premier phénomène de l'accès est un léger tremblement latéral de l'œil droit, puis cet œil se tourne fortement vers la gauche (1); pendant ce temps l'œil gauche reste dirigé directement en avant, et pendant toute la première moitié de l'accès les yeux conservent cette position. Dans la deuxième moitié, au contraire, les deux yeux se dirigent également vers la droite.

« Le lendemain, paralysie *flaccide* des deux membres du côté *gauche*. Strabisme interne de l'œil gauche.

« Le soir, rotation de la tête et déviation conjuguée des yeux vers le côté *droit*. »

Les lésions, dans ce cas, étaient trop nombreuses pour qu'on puisse faire, sans danger d'erreur, le départ de ce qui revient à chacune d'elles dans les symptômes observés pendant la vie. Nous relèverons seulement que l'hémisphère *droit* portait quatre foyers de ramollissement superficiel, tandis que l'hémisphère gauche ne renfermait qu'une lésion relativement minime et siégeant au niveau du noyau lenticulaire; et de fait, les manifestations convulsives et paralytiques se sont montrées du côté *gauche* du corps. Quant à la déviation conjuguée, elle se présente ici pendant la phase convulsive, et sous un double rapport, avec une physionomie singulière, insolite, qui pourrait la faire méconnaître, mais qu'il est facile d'interpréter. En effet, 1° au début de l'accès, la face se dévie à gauche, l'œil droit aussi, l'œil gauche... reste dirigé en avant. Pourquoi? La raison s'en trouve quelques lignes plus bas, où il est dit que le lendemain cet œil gauche était en strabisme interne, coïncidant avec une paralysie flaccide. Qu'est-ce à dire, sinon que le

(1) C'est-à-dire en position pour la déviation conjuguée à gauche.

muscle droit externe de l'œil gauche était paralysé ou tout au moins parésié. Et telle est vraisemblablement la raison pour laquelle l'œil gauche ne pouvait participer à la déviation conjuguée vers la gauche, tandis qu'il participait fort bien à la déviation vers la droite. 2° Il est dit que dans la deuxième moitié de l'accès les deux yeux se dirigeaient également vers la droite. Est-ce à dire que la déviation conjuguée s'est faite vers la lésion (laquelle siégeait à droite, nous l'avons vu tout à l'heure) *pendant la phase convulsive?* Sans doute; mais il est bien évident que cette deuxième moitié de l'accès n'était autreque *sa phase de déclin*, et il n'y a rien d'étonnant, dès-lors, à ce que la déviation conjuguée change de sens à ce moment; c'est précisément là ce que nous cherchons à établir. Ces deux points éclaircis, nous voyons donc en résumé la déviation conjuguée se faire dans une série d'accès épileptiformes :

1° Au début de chaque accès : vers le côté convulsé;

2° Au déclin de chaque accès : vers la lésion;

3° Après l'attaque et pendant la phase paralytique consécutive : encore vers la lésion.

Voilà donc un total de dix-huit observations (1) dans

(1) Ce chiffre peut être porté à 20. On trouvera, en effet, aux pièces justificatives :

1° Une observation (106) où il a été constaté une déviation de la face (il n'est rien dit des yeux) vers le côté du corps qui était le siége d'une épilepsie partielle d'origine syphilitique.

2° Une autre observation (100) où la déviation conjuguée se fit du côté opposé à la lésion. Le texte porte, il est vrai, qu'il y avait en même temps contracture; mais ce texte est peu explicite et il est difficile de savoir si les phénomènes convulsifs proprement dits étaient réellement absents. Nous pensons que cette observation peut prendre place à côté des observations 2 bis et 20 que nous avons utilisées plus haut (p. 74).

lesquelles la déviation conjugée, soit dans son type complet, soit dans son type incomplet (mais incomplet quant à la face seulement) s'est faite invariablement *vers la moitié du corps affectée de convulsions*, c'est-à-dire vers le côté opposé à l'hémisphère où siégeait la lésion présumée, unilatérale ou seulement prédominante; présomption qui a du reste été confirmée pour tous les cas suivis d'autopsie, c'est-à-dire pour le plus grand nombre.

C. Après avoir ainsi mis en lumière, nous l'espérons du moins, l'influence toute spéciale des manifestations convulsives sur le sens de la déviation conjuguée, lorsque ces phénomènes coexistent ; après avoir rendu cette influence plus saisissable encore à l'aide de ces quelques observations où l'on a pu la voir alterner avec l'influence des manifestations paralytiques, et se montrer précisément de sens contraire à cette dernière, nous nous en tiendrons pour l'instant au fait acquis, réservant pour d'autres paragraphes l'exposé des conséquences diverses qu'il peut être permis d'en déduire.

D. Un autre devoir nous incombe ici même ; moins heureux que ne l'a été M. Prévost, nous avons rencontré des faits contradictoires de ceux que nous venons de rapporter et nous croyons de notre devoir de les indiquer.

C'est d'abord une observation (1) relative à un cas de méningite tuberculeuse et dans laquelle on trouve notée, en dépit d'accès convulsifs fréquents et limités au côté gauche du corps, une déviation conjuguée persistante vers la droite.

(1) Pièces justificatives, obs. 23.

C'est ensuite un cas d'abcès du cerveau au niveau des circonvolutions pariétales droites, et ayant déterminé, en même temps que des convulsions exclusivemenl limitées au côté gauche du corps, une déviation conjuguée à droite (1).

Enfin, nous avons rencontré une troisième observation (2) qui pourrait à la rigueur prendre place à côté des deux précédentes. Si nous ne l'avons point rapportée, c'est qu'elle est très-complexe à la fois comme manifestations symptomatiques et comme lésions, et qu'elle prête peut-être à la discussion au point de vue qui nous occupe.

Quoi qu'il en soit, ces trois cas sont les seuls qui se soient offerts à nous. Est-ce à dire qu'on n'en puisse rencontrer d'autres dans la littérature médicale? Nous ne le prétendrons certainement pas.

Nous ne chercherons pas davantage à les commenter. Qu'ils soient inattaquables ou non, au point de vue de leur signification contradictoire à la démonstration que nous avons à fournir, nous ne pensons pas qu'ils doivent réduire à néant les faits positifs et si nets que nous avons exposés plus haut en faveur de cette démonstration.

(1) Pièces justificatives, obs. 54.
(2) De Beurmann. Soc. anat., mars 1876.

§ IV.

DE LA DÉVIATION CONJUGUÉE DANS SES RAPPORTS AVEC LE SIÉGE DES LÉSIONS.

A. Nous croyons avoir montré suffisamment que le phénomène de la déviation conjuguée n'était pas plus incompatible avec les lésions superficielles qu'avec les lésions profondes, et qu'il fallait accepter comme pouvant lui donner *fréquemment* naissance, non-seulement avec M. Prévost, les lésions du centre ovale, des corps corps striés et des pédoncules, mais encore et avec une fréquence qui ne le cède peut-être guère à celle des précédentes, les lésions des méninges,de la substance grise corticale et des ventricules (au moins pour le cas d'inondation ventriculaire). Quant au cervelet, bien que nous ne mettions guère en doute l'influence possible de ses lésions sur la production de la déviation conjuguée, nous devons dire que nous n'avons rencontré aucune observation où une lésion isolée du cervelet se soit accompagnée de l'apparition de ce symptôme.

Nous avons montré également, avec les observations de M. Hanot et par nombre d'autres que l'on trouvera aux pièces justificatives, qu'il ne fallait pas considérer la déviation conjuguée comme incompatible avec l'existence de lésions, soit diffuses, soit bilatérales. La paralysie générale, la méningo-encéphalite, et même bon nombre de cas se rapportant à des foyers multiples d'hémorrhagie ou de ramollissement, protestent contre cette manière de voir qui semble cependant avoir cours aujourd'hui (1).

Mais ce que l'on peut admettre, croyons-nous, car la chose paraît résulter effectivement de l'analyse attentive des faits, c'est que : 1° les lésions en foyer et unilatérales sont probablement plus favorables à la production de la déviation conjuguée et représentent la catégorie de faits où elle s'observe le plus souvent; 2° que, dans le cas de lésions bilatérales, diffuses ou en foyers, la déviation conjuguée, lorsqu'elle apparaît, se produit sous l'influence d'une prédominance morbide unilatérale, pou- emprunter l'expression de M. Hanot; en sorte que, cliniquement, on peut l'envisager comme témoignant, dans des cas de ce genre, d'une lésion plus importante d'un côté que de l'autre, d'une lésion maxima. Dans le cas de foyers multiples, cette prédominance est constituée, soit par l'existence d'un foyer plus volumineux, soit, s'il s'agit de foyers anciens, par la formation d'un nouveau foyer, ou par la production au niveau de l'un seulement de ces anciens foyers, de ces modifications anatomo-pathologiques (de nature encore inconnue, d'ailleurs) qui déterminent les attaques apoplectiformes ou épileptiformes. A propos de cette prédominance unilatérale comme condition, sinon nécessaire, au moins favorable à l'apparition de la déviation conjuguée, nous ne pouvons nous empêcher de citer ici ce fait de déviation conjuguée *dissociée et successive* (obs. 26, Ire *partie*) dans lequel ce phénomène se présente avec cette physionomie singulière pendant cinq

(1) Art. Cerveau du Dict. encycl. des sc. méd., p. 266 et 375.

accès successifs. Or, l'autopsie révéla qu'il y avait (à ce moment de l'existence de la malade) une lésion *bilatérale et absolument symétrique*. Et d'autre part, pendant ces accès, des convulsions toniques avaient occupé les membres d'une façon également *symétrique*. Sans attacher, bien entendu, à ce fait, isolé d'ailleurs, plus de valeur qu'il n'en comporte, il nous a paru curieux à signaler.

B. Ces prémisses posées, et acceptant comme une circonstance sinon constante, au moins très-générale, que la déviation conjuguée répond à une action morbide dont le siége est dans une des moitiés de l'encéphale, nous allons rechercher maintenant qu'elle est, pour les différentes régions d'une moitié encéphalique, l'influence de leur lésion sur le sens de la déviation conjuguée.

On a pu voir par les considérations que nous avons présentées déjà à ce sujet et par les faits que nous avons cités, qu'il n'est plus possible de s'en tenir à cette sorte d'équation que posait M. Prévost, en 1868, et dont M. Desnos a chercher a confirmé la justesse, à savoir : que toute déviation conjuguée se ferait : 1° pour une lésion du cerveau, vers le côté de la lésion; 2° pour une lésion de l'isthme, vers le côté opposé à la lésion.

a) En ce qui concerne la protubérance, nous n'avons, il est vrai, aucun fait à opposer à la loi qui semble résulter des quatre faits déjà cités (1).

b) Mais pour les hémisphères cérébraux, y compris les corps opto-striés, cette loi doit nécessairement subir aujourd'hui une révision. Nous en avons indiqué déjà

(1) Prévost. Loc. cit. Obs. 52, 53, 54. — Desnos. Soc. méd. des hôpitaux, février 1873.

en divers endroits de ce travail les principaux éléments, nous n'avons plus qu'à les rappeler ici :

1° M. Lépine a rapporté deux cas d'hémorrhagie cérébrale avec inondation ventriculaire dans lesquels la déviation s'est faite du côté opposé à l'hémisphère qui renfermait le foyer d'hémorrhagie.

2°. Nous avons réuni dix observations où la déviation s'est faite du côté opposé à la lésion d'après le contrôle de l'autopsie.

3° Nous avons réuni huit autres faits où à défaut d'autopsie pour quelques-uns, à défaut de lésions simples pour les autres, on a pu présumer néanmoins, et avec une très-grande probabilité, d'après les symptômes observés pendant la vie, quel était l'hémisphère lésé ; or la déviation s'est faite du côté opposé.

4° Nous rappellerons enfin le fait cité par M. Brouardel, à la Soc. méd. des Hôpitaux, 1873, et l'opinion qu'il a émise à ce sujet (1).

c) Quant aux faits de déviation conjugée s'établissant vers l'hémisphère où siége la lésion, nous n'avons pas à chercher à les réunir ; il suffit de mentionner les 50 et quelques cas rapportés dans la thèse de M. Prévost et auxquels il est venu s'en ajouter depuis un nombre considérable. (M. Landouzy, on a réuni 23; on en trouvera aussi quelques-uns dans nos pièces justificatives.)

d) Reste la question de savoir s'il est quelque région de l'hémisphère : écorce grise, substance blanche centrale, ganglions centraux, ventricules ; qui, à l'instar de la protubérance, jouisse du privilége de déterminer

(1) Voir la note de la page 58.

une déviation conjuguée dont le sens soit constant. Or, les faits répondent immédiatement par la négative. Il est vrai que dans les vingt cas que nous avons réunis on voit prédominer de beaucoup les lésions superficielles, souvent même limitées à l'écorce grise (1). Mais les lésions centrales, — substance blanche et corps opto-striées, — n'y font point complètement défaut; d'autre part, M. Prévost avait déjà montré lui-même la déviation vers la lésion, coïncidant avec des lésions de tous les étages successifs de l'hémisphère. Quant à l'inondation ventriculaire, les faits de M. Lepine d'un côté, ceux de M. Prévost de l'autre, prouvent bien qu'elle ne détermine pas non plus une déviation de sens constant par rapport à la lésion.

Donc, pas plus que la nature de la maladie, le siége de la lésion (sauf peut-être pour le protubérance) ne règle d'une façon absolue le sens dans lequel se fait la déviation conjugée.

§ V

DES CIRCONSTANCES QUI PARAISSENT DÉTERMINER LE SENS DE LA DÉVIATION CONJUGUÉE.

Est-ce à dire qu'il soit impossible d'attendre aucun renseignement, aucune indication diagnostique, de l'existence de ce phénomène et du sens dans lequel il se fait?

Telle ne sera pas notre conclusion?

(1) A cet égard notre statistique peut être opposée à celle de M. Prévost où prédominent de beaucoup les lésions centrales et profondes; cette remarque n'est pas sans intérêt et nous l'utiliserons plus loin.

Nous croyons, au contraire, qu'en introduisant dans cette étude certaines distinctions empruntées tantôt à la clinique, tantôt à l'anatomie pathologique, on peut arr ver à catégoriser assez bien l'ensemble des faits jusqu'ici rassemblés, et à en déduire des conséquences d'une certaine valeur, d'une certaine utilité au point de vue de la séméiologie.

Ainsi, la clinique nous permet d'établir, comme nous nous sommes efforcés de le montrer, une différence capitale entre les faits réunis par M. Prévost et les nôtres, à savoir : l'absence de phénomènes convulsifs dans les premiers, l'existence constante de ces phénomènes dans les seconds. Or, dans les premiers cas : déviation toujours (?) du côté opposé à la paralysie ; dans les seconds, déviation toujours du côté des convulsions. Et, quand les phénomènes paralytiques et convulsifs viennent à alterner entre eux, ou à changer de côté chez un malade, même alternance, même changement dans le sens de la déviation conjuguée. A n'envisager que ces seuls faits, on ne pourrait certes pas dire que la déviation conjuguée s'établisse au hasard.

Quels sont donc les faits opposés? Ils peuvent se ranger en diverses catégories :

1° Ceux dans lesquels la déviation se fait du côté opposé à la lésion, malgré l'absence de convulsions (c'est-à-dire faits contradictoires à la loi de Prévost). Or, en faisant intervenir maintenant l'anatomie pathologique, nous voyons ces faits se classer ainsi :

a) Lésions de la protubérance.

b) Inondation ventriculaire (les 2 cas de M. Lépine).

Voilà pour les faits positifs et qu'il nous a été possible de contrôler par la lecture des observations.

c) Lésions des hémisphères (sans phénomènes convulsifs et sans inondation ventriculaire). Mais cette subdivision ne représente guère aujourd'hui qu'un cadre d'attente. Nous doutons, il est vrai, qu'il reste longtemps vide ; toujours est-il que nous n'avons, pour le moment, aucun fait positif à y mettre (1).

2° Ceux dans lesquels la déviation s'est faite vers la lésion, malgré l'existence de phénomènes convulsifs (c'est-à-dire de faits contradictoires à notre démonstration). — Ici, aucune subdivision ; — dans cette catégorie trouvent place sensiblement sur un même plan les faits (obs. 23 et 54) que nous avons déjà rapportés (page 82) Ils représentent purement et simplement le chapitre des exceptions auxquelles on ne connaît encore aucune explication convenable. C'est le pendant de la troisième subdivision, que nous établissions tout à l'heure.

Que conclure de tout ce qui précède ? Voici ce qui nous semble le plus rationnel :

1° La déviation conjuguée ne s'établit pas au hasard dans un sens ou dans l'autre ;

2° Elle se fait du côté opposé à la lésion :

Lorsque cette lésion détermine des phénomènes convulsifs.

(1) Le fait cité par M. Brouardel (voy. p. 58) aussi bien que ceux auxquels il a fait allusion, prouvent que la déviation peut se faire du côté opposé à la lésion ; c'est à ce seul point de vue que nous les avons invoqués sur la foi de leur auteur ; mais, en l'absence de tout autre détail sur ces faits, on comprendra que nous nous abstenions de leur donner une place dans le classement que nous tentons ici.

Lorsque cette lésion siége dans une moitié de la protubérance.

Dans certains cas où cette lésion détermine une double inondation ventriculaire.

3° Elle se fait du côté de la lésion : dans tous les autres cas.

4° Il paraît y avoir quelques faits exceptionnels qui ne s'adaptent ni à l'une ni à l'autre de ces propositions.

§ VI

CONSIDÉRATIONS SUR LA PHYSIOLOGIE PATHOLOGIQUE ET L'INTERPRÉTATION DU PHENOMÈNE DE LA DEVIATION CONJUGUÉE.

Nous n'aborderons cette question difficile qu'avec toutes les réserves qu'elle comporte. Notre intention n'est certes point de la trancher ; nous n'avons même pas à proposer une théorie, une hypothèse qui se tienne de toutes pièces. Nous voulons seulement présenter ici quelques considérations qui nous ont été suggérées par les faits, lorsque nous avons réuni et analysé les matériaux de ce travail.

Il n'y a guère, jusqu'ici, que deux hypothèses en présence, pour expliquer le phénomène de la déviation conjuguée des yeux et de la rotation de la tête.

1° Celle de MM. Vulpian et Prévost, généralement acceptée, et qui consiste, nous l'avons vu, à assimiler le phénomène à celui des mouvements de manége que déterminent chez les animaux certaines lésions expérimentales des hémisphères.

2° Celle qui a été proposée, antérieurement même à la précédente, par M. le professeur Gubler, si nous ne nous trompons, et qui consiste à admettre que le phénomène est dû à la lésion simultanée de la sixième paire d'un côté et d'un filet nerveux de la troisième paire du côté opposé, le filet qui correspond au muscle droit interne.

Cette dernière est passible d'objections assez sérieuses. Elle ne tient aucun compte du phénomène si fréquent de la rotation de la tête associée à la déviation conjuguée. Elle s'adapte difficilement aux cas de lésions purement corticales. Elle repose sur une donnée anatomique que rien ne confirme, bien au contraire, à savoir: qu'il existerait entre les noyaux d'origine et l'écorce, un filet nerveux correspondant au muscle droit interne d'un côté, lequel filet, en même temps qu'il serait isolé du reste de la troisième paire, serait étroitement uni au faisceau cortico-bulbaire de la sixième paire de l'autre côté (ce qui implique que l'un des muscles droit externe et droit interne serait en relation directe avec l'écorce et non en relation croisée...) (1). Enfin, elle ne saurait

(1) Il y a peut-être des réserves à faire au sujet de cette dernière objection. En effet, la non-décussation de la sixième paire est mentionnée d'une façon très-explicite et très-affirmative par M. Jaccoud (Traité de pathol. int., t. I, chap. de l'hémorrhagie cérébrale). Voici, du reste ce que dit M. Jaccoud à propos de la physiologie pathologique de la déviation conjuguée (ibid.) :

« La rotation de la tête tient évidemment à l'inertie des muscles cervicaux du côté paralysé.

« Quant à la déviation des yeux, elle est d'une interprétation fort obscure. ON GAGNE PEU A LA RAPPROCHER DES PHÉNOMÈNES DE ROTATION EN MANÉGE observés chez les animaux qui ont une lésion unilatérale de l'encéphale.

« J'aime mieux, jusqu'à meilleure solution, me placer sur le terrain anatomique et admettre UNE EXCITATION à distance du nerf de la sixième

expliquer comment la déviation conjuguée peut se faire vers l'hémisphère sain.

L'hypothèse de MM. Vulpian et Prévost, moins explicite, il faut bien le dire, offre aussi moins de prise à la critique. Il nous semble pourtant qu'elle se soutient difficilement en présence des faits de déviation vers les convulsions, de déviation alternative et de déviation dissociée. Elle repose essentiellement sur un phénomène observé dans la série animale, et dont on ne retrouve l'analogue dans l'espèce humaine, qu'en forçant, à notre avis, l'interprétation de certains faits d'ailleurs très-rares.

Quoi qu'il en soit de ces objections, nous croyons qu'il est possible de se placer à un tout autre point de vue pour concevoir la déviation conjuguée et la rotation de la tête, telle qu'elle s'observe dans l'espèce humaine et pour les faits vulgaires d'hémorrhagie cérébrale, de ramollissement, de tumeurs, etc.

I. — Nous ferons remarquer d'abord que les deux phénomènes : déviation conjuguée des yeux et rotation de la tête, bien qu'ils soient souvent associés et de même sens, peuvent être abstraits l'un de l'autre pour cette étude d'interprétation, comme ils le sont assez souvent dans la réalité des faits. Pour un instant donc, nous les envisagerons isolément, nous attachant à l'examen du plus important des deux (voy. page 62) : la déviation des yeux.

paire, d'où le strabisme externe du côté de la lésion cérébrale, puisque ce nerf *n'a pas de décussation*, et, comme conséquence nécessaire (vu les rapports fonctionnels de la sixième et de la troisième paire), une excitation de la troisième paire de l'autre côté, d'où le strabisme interne du côté opposé à la lésion cérébrale.

A. On n'a peut-être pas assez remarqué que cette déviation conjuguée, d'ordre pathologique, n'était qu'une sorte d'emprunt à la physiologie normale. La déviation conjuguée des yeux fait partie en somme de l'exercice habituel de la fonction visuelle; et, de plus, elle est sous la dépendance immédiate de la volonté. Or, il n'en est certainement pas de même de toutes les combinaisons possibles de mouvements et de positions des globes oculaires et des paupières. Par exemple, pour ne parler que des globes oculaires, nous ne sachions pas qu'aucun individu, pris au hasard, possède la faculté de placer ses yeux en strabisme divergent par le fait de sa volonté, ou encore la faculté de loucher en plaçant l'un de ses yeux en position directe pendant que l'autre sera en adduction ou en abduction.

a) Cette remarque conduit immédiatement à penser qu'il existe quelque part dans les centres nerveux, une disposition anatomique et physiologique spéciale pour cette espèce particulière de mouvements des globes oculaires qui constitue ce qu'on pourrait appeler la déviation conjuguée normale. Quelle que soit la constitution anatomique intime de cet appareil, qu'on peut, à sa guise, étant ici en pleine hypothèse, concevoir ou très-simple ou très-complexe, suivant qu'on y fera intervenir ou non le cervelet (ainsi que l'admettent, au moins pour la série animale, quelques physiologistes éminents); quel que soit, disons-nous, cet appareil, il n'est pas douteux, puisqu'il est destiné à desservir un mouvement *volontaire*, qu'il est en relation immédiate avec la région motrice de l'écorce grise. Au surplus, cette pure induction est confirmée par les faits expérimentaux et par les faits pathologiques, puisqu'on voit les excitations de certains points de l'écorce, chez les animaux ou chez l'homme, produire la déviation conjuguée. En deux mots, nous dirons que l'on peut et que l'on doit, à notre avis, admettre l'existence d'un centre moteur spécial pour les mouvements associés des muscles droit externe d'un côté et droit interne du côté opposé ; nous l'appellerons, pour avoir à notre disposition une expression d'un usage plus facile : le centre rotateur des yeux (1).

Comment sont établies, anatomiquement, les relations de ce centre rotateur avec les noyaux gris ? La chose nous paraît difficile à établir, mais elle importe peu pour la question que nous agitons. L'essentiel est de concevoir qu'une incitation volontaire s'exerçant sur un point déterminé de la région corticale motrice, aboutit à la déviation conjuguée normale.

b) Enfin, nous admettons, ce qui est conforme aux données de la physiologie pour les faits analogues, que cette incitation volontaire s'exerce pour un sens donné de la déviation conjuguée, sur un seul des hémisphères, et toujours le même ; qu'il y a, par conséquent, deux centres rotateurs des yeux placés symétriquement, l'un sur l'hémisphère droit, l'autre sur l'hémisphère gauche.

c) Représentons-nous maintenant une excitation artificielle, expérimentale ou pathologique, portée sur l'un de ces centres rotateurs ; cette excitation fera ce que

(1) Les physiologistes parlent d'*un* centre rotateur *de la tête et des yeux* ; nous supposerons pour l'instant qu'il y a deux centres distincts, aussi voisins d'ailleurs qu'on les voudra ; les faits semblent plaider autant en faveur de l'existence de deux centres distincts et très-voisins qu'en faveur de l'existence d'un centre unique.

faisait tout à l'heure la volonté ; elle placera les yeux en déviation conjuguée (de même que, portée sur les centres moteurs de la face, du bras, etc., elle met ses parties en mouvements). La même chose arrivera si, au lieu de porter sur le centre rotateur lui-même, au niveau de l'écorce, l'excitation (artificielle) porte sur le système de fibres nerveuses qui relie le centre rotateur au noyau d'origine, quel que soit d'ailleurs l'agencement de ce système.

Cette circonstance d'une déviation conjuguée se produisant sous l'influence d'une lésion irritative et excitative mérite de nous arrêter un instant. Elle soulève deux questions, d'ailleurs connexes, qui nous paraissent avoir été résolues jusqu'à présent dans un sens précisément contraire à la réalité des faits.

B. On a toujours considéré jusqu'ici la déviation conjuguée se faisant vers la lésion comme le résultat d'une action irritative.

« La déviation conjuguée, dit M. Lépine (1), est un phénomène d'irritation, *comme on sait*, et non de paralysie. » Aussi, pour expliquer la déviation du côté opposé à la lésion, dans les deux seuls cas qui sont à sa connaissance, invoque-t-il une irritation de l'épendyme ventriculaire du côté opposé au foyer initial. M. Landouzy (2) voit les choses de la même façon : « La rotation de la tête, dit-il, correspondrait dans le premier cas (cas d'une déviation vers la lésion) à l'*excitation* du centre rotateur de l'hémisphère *malade* (3). »

(1) Lépine. Th. agrég., p. 83.

(2) Landouzy. Th. doct., p. 82.

(3) M. Jaccoud admet également une excitation. Voir la note de la page 92.

Cette manière de voir nous paraît formellement contredite par les faits que nous avons rassemblés (page 70 et suiv.). Qu'y voyons-nous, en effet : d'une part, des phénomènes convulsifs qui témoignent hautement de l'action irritative de la lésion ; car « il suffit, disent MM. Charcot et Pitres (1), pour qu'une lésion soit capable de déterminer l'épilepsie partielle, qu'elle exerce sur la zone corticale une *irritation* prolongée..., et ces lésions peuvent être placées dans les méninges, dans la substance grise corticale elle-même ou dans la substance blanche sous-jacente. » Or, bon nombre des faits que nous avons cités sont précisément empruntés à cette partie du mémoire de MM. Charcot et Pitres, qui traite de l'épilepsie partielle d'origine corticale, et les autres leur sont de tous points comparables. D'autre part, nous voyons *simultanément*, avec ces phénomènes convulsifs, une déviation conjuguée du côté opposé à la lésion. Comment donc ne pas admettre, en raison du synchronisme de ce dernier phénomène avec les convulsions, qu'il est, lui aussi, le résultat de la même action irritative ? N'avons-nous pas vu d'ailleurs cette relation intime, cette solidarité des deux phénomènes s'accuser encore d'avantage lorsque, l'action irritative de la lésion venant à cesser (ce qui se traduisait par une paralysie flaccide succédant aux convulsions), la déviation conjuguée changeait aussitôt de sens.

Nous n'hésitons donc pas à conclure, pour notre part, et à ne considérer que ces seuls faits, que l'irritation du centre rotateur d'un hémisphère détermine une dévia-

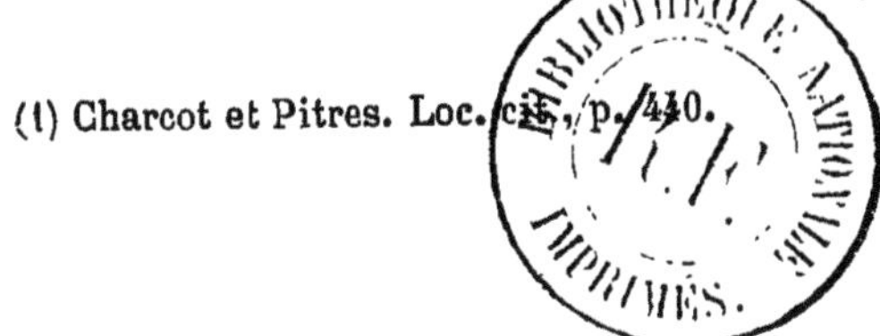

(1) Charcot et Pitres. Loc. cit., p. 440.

tion conjuguée, non point de ce côté, mais bien du côté opposé.

C. Il ne sera peut-être pas sans intérêt de faire voir que les faits pathologiques semblent d'accord sur ce point avec les données de la physiologie.

Les mouvements conjugués des yeux sont évidemment destinés à desservir plus spécialement les parties extrêmes des deux moitiés du champ visuel; la déviation conjuguée à droite pour la moitié droite, la déviation à gauche pour la moitié gauche. Or, à supposer que chacune de ces deux déviations soit sous la dépendance, sinon exclusive, au moins prédominante, de l'un des hémisphères (ce qui est infiniment probable), la question se pose de savoir lequel des deux hémisphères droit ou gauche détermine la déviation à droite, par exemple. Pour résoudre cette question, il suffit de remarquer que la moitié droite du champ visuel est plus spécialement desservie d'une part par l'œil droit, et d'autre part par chacune des moitiés gauches des deux rétines. Or, l'œil droit est, finalement, en rapport avec l'hémisphère gauche exclusivement, tous les faits concordent aujourd'hui pour le démontrer (1). Quant aux moitiés gauches des deux rétines, elles sont mises en rapport avec leur hémisphère respectif par l'intermédiaire de la bandelette optique gauche ; et, bien que les fibres de celle-ci ne se prolongent pas exclusivement dans l'hémisphère gauche et qu'elles subissent, suivant la théorie de M. Charcot, une décussation partielle (2) au niveau du

(1) V. Charcot. Leçons sur les localisations cérébrales et Progr. méd., 1875, p. 469 et suiv.

(2) Charcot. Loc. cit.

système des lobes optiques (tubercules quadrijumeaux et corps genouillés), il n'est pas douteux que cette bandelette gauche soit en rapport plus intime avec l'hémisphère gauche qu'avec l'hémisphère droit (1). Cette double considération nous autorise donc à conclure que la moitié droite du champ visuel est plus spécialement desservie par l'hémisphère gauche, et, autrement dit, que les impressions lumineuses qui nous viennent de cette moitié droite sont plus spécialement portées à l'hémisphère gauche.

En particulier, lorsque nous avons le regard vague et en position directe, une impression lumineuse, partie de la moitié droite du champ visuel, ira impressionner plus particulièrement l'hémisphère *gauche*. A cette impression lumineuse succédera l'incitation motrice, soit instinctive, soit réfléchie et volontaire, qui nous portera à diriger notre regard de ce côté, c'est-à-dire à mettre en jeu les mouvements associés qui constituent la déviation conjuguée à droite. N'est-il pas vraisemblable que cette incitation motrice aura son point de départ dans l'hémisphère même qui a été tout à l'heure le point d'arrivée de l'impression sensitive, c'est-à-dire dans l'hémisphère *gauche*.

Donc, il nous paraît rationnel d'admettre que, dans l'exercice ordinaire de la fonction visuelle, l'excitation physiologique et volontaire de l'un des centres rotateurs des yeux détermine un mouvement conjugué des yeux *vers le côté opposé*. Nous ferons remarquer la très-grande analogie qu'il y a entre notre conclusion et

(1) Voir à l'appui (p. 100) la citation que nous empruntons à Adamück.

cette opinion d'Adamück, que nous trouvons mentionnée dans la thèse de M. Lépine (1); pour Adamück, « les tubercules quadrijumeaux antérieurs régissent les mouvements des yeux; l'éminence *droite* détermine le mouvement *des deux yeux* vers le côté *gauche*, et *vice-versa.* » Entre ces deux manières de voir, il y a un trait commun, c'est le croisement qui se fait entre le point de départ de l'incitation motrice et le sens de son résultat définitif, c'est-à-dire le sens de la déviation conjuguée.

La physiologie et la pathologie nous paraissent donc s'accorder pour établir, d'une façon au moins très-probable que, contrairement à l'idée généralement admise, une excitation portant sur un hémisphère et en particulier sur le système rotateur des yeux correspondant est la circonstance qui détermine dans l'ordre pathologique une déviation conjuguée du côté opposé (2).

D. Si nous envisageons maintenant le cas vulgaire du malade qui regarde sa lésion — pour nous servir d'une expression pittoresque et devenue classique, — comment l'interpréterons nous? Force est bien, d'après ce qui précède, d'abandonner l'idée d'une action irritative sur le système rotateur correspondant. Et, du reste, il faut pour accepter cette idée, accepter en même temps une anomalie assez singulière. Que voit-on, en effet, dans la grande majorité des cas de ce genre? une para-

(1) Lépine. th. agrég., p. 73.

(2) Si nous ne craignions d'allonger démesurément cette démonstration, nous aurions pu emprunter un autre argument à la pathologie de la protubérance en utilisant les faits de *paralysie conjuguée* dont s'est occupé M. Féréol. (Soc. méd. des hôpitaux et Union médic., 1873.)

lysie flaccide du côté opposé, c'est-à-dire des phénomènes qui témoignent de l'abolition de toutes les facultés excitatrices de cet hémisphère. Comment donc concevoir qu'à ce moment même le système rotateur des yeux et de la tête, par une exception que rien ne permet de s'expliquer, conserve son excitabilité? Quoi qu'il en soit, et si peu que vaille cette considération, il n'en reste pas moins que la théorie de l'irritation ne peut guère se soutenir.

C'est donc à une action précisément inverse qu'il faut rattacher l'apparition du phénomène. Et nous dirons : Une action destructive portant sur un hémisphère, et en particulier sur le système rotateur des yeux (soit au niveau du centre rotateur, soit au niveau de ses fibres cortico-bulbaires), est la circonstance qui détermine la déviation du côté même de cet hémisphère.

Il reste à concevoir comment cette action destructive portant sur l'un des systèmes rotateurs peut aboutir à une déviation conjuguée. Faut-il admettre avec M. Landouzy(1) que le centre rotateur du côté opposé, privé d'antagoniste, entre alors en jeu par une simple rupture de l'état d'équilibration qui existe normalement entre ces deux centres? Nous n'y contredirons point. Faut-il penser, ce qui permettrait aux partisans de l'irritation d'y trouver satisfaction, que la lésion qui déprime le système rotateur d'un côté, détermine en même temps, par l'intermédiaire de quelque système de fibres commissurantes interhémisphériques, une excitation sur le centre rotateur du côté opposé?

(1) Landouzy. Th. doct. p. 82.

Nous ne saurions nous prononcer à ce sujet; au reste, nous sommes là en pleine hypothèse, et nous ne nous y arrèterons pas. Ce serait une lacune si nous visions à édifier une théorie complète sur la déviation conjuguée. Mais nous avons déjà dit que tel n'était point not e ɹbut, il nous suffira d'avoir montré les côtés faibles de la théorie classique et d'avoir établi un point de départ pour une théorie plus solide.

II. Nous avons fait abstraction complète dans tout ce qui précède de la rotation de la tête; mais nous ne pouvons éluder complétement les difficultés que son interprétation soulève(1). Nous présenterons à cet égard, les considérations suivantes :

a) La rotation de la tête, dans ses rapports avec la déviation conjuguée des yeux, se présente en clinique avec une physionomie qui est fort variable. Elle manque souvent. — Souvent aussi elle n'est pour ainsi dire qu'ébauchée, et représentée simplement par une inclinaison de la tête. — Elle paraît tantôt déterminée par un état de roideur, de contracture des muscles du cou, tantôt indépendante de tout état actif de ces muscles, ceux-ci restant souples, et la tête parfaitement mobile dans tous les sens.

Cette variabilité à tous égards, assigne évidemment à la rotation de la tête un rang et une valeur secondaire.

b) On remarquera, en second lieu, que le système de muscles qui détermine le mouvement de rotation de la

(1) On a pu voir (note de la page 92) que pour M. Jaccoud l'explication en est des plus simples; mais nous croyons pouvoir dire, malgré la grande autorité de cet auteur, que cette explication est en contradiction avec un grand nombre de faits de rotation de la face.

tête est fort complexe. Il existe, en effet, de chaque côté du cou un groupe musculaire dont l'action rotative s'exerce de façon à tourner la face du côté opposé, et un autre groupe dont l'action rotative s'exerce de façon à tourner la face de son côté. Dans les mouvements physiölogiques et volontaires de la tête, les muscles de ces deux groupes s'associent, soit entre eux, soit avec ceux du côté opposé, et cela d'une façon très-variable, suivant que la rotation est le seul mouvement à produire ou qu'il doit s'y adjoindre une inclinaison, une flexion, etc. Dans les cas pathologiques, il paraît en être de même, et la roideur des muscles, quand elle existe, et telle qu'elle peut être apprécier au lit du malade, est loin de porter toujours sur les mêmes groupes musculaires(1) et de rester localisée à l'une des moitiés du cou.

Il y a, il est vrai, un de ces muscles qui semble jouer un rôle prépondérant dans la production du phénomène pathologique : c'est le muscle sterno-mastoïdien du côté opposé à la rotation de la face; assez souvent, on a constaté que ce muscle se présentait comme une corde plus ou moins tendue. Or, qu'on le remarque bien, ce muscle sterno-mastoïdien du côté opposé correspond précisément pour les cas où le malade regarde sa lésion, au côté du corps qui est hémiplégique. Lorsque cette hémiplégie s'accompagne de contracture, on conçoit bien que le sterno-mastoïdien puisse y prendre part. Mais, dans les cas si nombreux où l'hémiplégie est flaccide, comment expliquer un état de contracture dans le sterno-mastoïdien ou dans les autres muscles du cou?

(1) Prévost. Loc. cit..,

La même difficulté se présente, du reste, à propos de nos cas d'épileptie partielle accompagnée de déviation de la face. En effet, voici un cas d'épilepsie hémiplégique à gauche, par exemple; si le muscle sterno-mastoïdien du même côté (ou ses congénères du même côté) y participe, la face devra être tournée du côté opposé, c'est-à-dire vers la lésion... Or, c'est le contraire qui arrive dans l'immense majorité des cas.

C'est assez dire combien le fait est complexe et d'une interprétation difficile.

c) Nous serions très-disposés à croire, quant à nous, que, pour la rotation de la tête, comme pour la déviation des yeux, les centres moteurs ne sont pas sans jouer un rôle important dans la production du phénomène. Des considérations tout à fait analogues à celles que nous avons présentées à propos des mouvements associés des yeux et de la déviation conjuguée, considérations qui seraient basées également sur l'analyse des faits pathologiques et les données de la physiologie, et que nous nous dispenserons de reproduire, nous conduisent aux conclusions suivantes :

D'abord, à admettre l'existence sur chacun des hémisphères d'un centre rotateur de la tête, centre dont l'*excitation* physiologique ou pathologique détermine une déviation de la face du *côté opposé*; et la suppression, une déviation de la face du même côté.

Ensuite, à admettre que ce centre rotateur de la tête, tout en possédant des connexions intimes avec le centre rotateur des yeux, en reste en partie indépendant, ainsi que le prouvent le type incomplet et surtout le type dissocié dont nous avons parlé (page 62).

§ VII.

Valeur séméiologique de la déviation conjuguée

Ainsi que nous le disions, en commençant cette étude, nous avons malheureusement peu de chose à placer dans ce paragraphe ; car la valeur séméiologique de la déviation conjuguée est assez restreinte.

La raison en est, sans doute, que ce phénomène n'apparaît guère qu'en des circonstances où tout un cortége de symptômes importants fournit les données principales du diagnostic.

A. Aussi, est-il une circonstance où il prend une réelle valeur; c'est lorsque ce cortége habituel de symptômes fait défaut. Ainsi, dans un état apoplectique ou comateux, s'il n'existe aucun trouble apparent de la motilité, ni paralysie, ni convulsions, l'existence de la déviation conjuguée permet alors de conclure à l'existence d'une lésion cérébrale. Nous avons relevé deux cas de ce genre (obs. 9e et 32e) ; M. Prévost d'autre part a montré dans sa thèse comment la déviation conjuguée avait pu servir dans deux cas de ce genre, au diagnostic différentiel fort singulier et fort inattendu, entre une obstruction œsophagienne ou une indigestion et une attaque d'apoplexie vraie.

Mais nous nous garderons bien de dire que la déviation conjuguée puisse en pareil cas, permettre de conclure à l'existence d'une lésion en foyer unilatérale et située du même côté que la déviation. Nous savons suffisamment pourquoi cette conclusion ne serait pas légitime (1).

B. Hors de là, c'est-à-dire quand la déviation conjuguée ne fait que se surajouter à un ensemble de symptômes déjà plus ou moins important par lui-même, elle y ajoute peu de chose aussi, en fait de signification diagnostique. Nous ne pouvons, du reste, que reprendre ici les conclusions auxquelles nous sommes arrivés dans les divers paragraphes qui précèdent.

Disons d'abord qu'il nous paraît bon de réserver complètement la signification des divers types un peu insolite que nous avons énumérés : déviation incomplète, déviation dissociée, etc. (page 62).

Pour ce qui est du type classique, nous avons vu et nous rappellerons que : tantôt il accompagne des phénomènes paralytiques, spécialement une hémiplégie avec ou sans contracture ; tantôt des phénomènes convulsifs et spécialement l'épilepsie hémiplégique.

a. Dans le premier cas : 1° La déviation est presque toujours du côté opposé à l'hémiplégie. Elle confirme alors l'idée d'une lésion croisée, et unilatérale des hémisphères cérébraux ; mais elle n'exclut pas entièrement la possibilité d'une lésion bilatérale ou diffuse. Seulement, s'il s'agit de lésions de ce genre, elle fait présumer de l'existence d'une lésion maxima siégeant du côté même de la déviation.

2° La déviation se fait quelquefois du côté de l'hémi-

(1) Une des deux observations citées plus haut, l'obs. 9, se rapporte précisément à un cas de lésions diffuses et bilatérales (méningite tuberculeuse).

plégie. Cette circonstance est très-exceptionnelle (en l'absence de convulsions) et doit éveiller l'attention :

α) Avant tout sur une lésion de la protubérance. Mais nous savons qu'elle n'a pas une valeur absolue à cet égard (voy. p. 89). Aussi, lorsque les autres symptômes ne cadreront point avec un tel diagnostic, il faudra penser :

β) En second lieu, à une inondation ventriculaire.

Enfin, il faudra se rappeler, en toute occasion, qu'il paraît bien prouvé que dans certains cas encore inexpliqués la déviation conjuguée se fait vers le côté hémiplégique, bien qu'il s'agisse d'une lésion de l'hémisphère, croisée et en foyer, sans inondation ventriculaire.

b) Dans le second cas (phénomènes convulsifs) :

1° La déviation se fait presque toujours vers le côté convulsé. Elle n'indique pas à coup sûr l'existence d'une lésion grossière et nettement saisissable, puisqu'elle peut s'observer dans l'épilepsie essentielle et l'hystéro-épilepsie.

2° Pourtant, en dehors de ces deux affections, elle permet d'affirmer l'existence d'une lésion unilatérale ou prédominante de l'hémisphère du côté opposé. Il est vrai qu'en cela elle ajoute peu de chose aux éléments de diagnostic fournis par les phénomènes convulsifs eux-mêmes.

3° Elle est plus souvent en rapport avec des lésions superficielles qu'avec des lésions profondes, mais sa valeur séméiologique à cet égard est tout à fait médiocre.

RESUME. — CONCLUSIONS.

I. *Partie théorique.*

1° Pour expliquer le phénomène de la rotation conjuguée, on peut, à la théorie des mouvements de manége substituer une interprétation qui consiste à admettre l'intervention des centres rotateurs de la tête et des yeux dans la production de ce phénomène. Cette interprétation a pour base les faits pathologiques observés *chez l'homme*; elle paraît en conformité avec les données de la physiologie.

2° L'intervention des centres rotateurs dans la production de la déviation conjuguée serait réglée par les lois suivantes : *a*) Toute *excitation* de la fonction d'un de ces centres détermine un mouvement conjugué *du côté opposé*. *b*) Toute *suspension* de la fonction d'un de ces centres détermine un mouvement conjugué *de son côté*.

3° Sur un même hémisphère, le centre rotateur pour la tête et le centre rotateur pour les yeux ont des connexions étroites, mais restent en partie indépendants.

II. *Partie clinique.*

4° La déviation conjuguée appartient surtout à l'état apoplectique. Elle ne lui appartient pas exclusivement. En effet :

5° Elle est liée assez souvent aux diverses espèces d'épilepsie symptomatique (attaques épileptiformes, épilepsie partielle); elle peut s'observer aussi dans l'épilepsie essentielle et dans l'hystéro-épilepsie.

6° Elle appartient aussi bien aux lésions superficielles qu'aux lésions profondes.

Elle peut se montrer, avec les premières, aussi typique que possible (Hanot).

7° Elle indique avec certitude l'existence d'une lésion cérébrale (ou méningée) plus ou moins grossière, *toutes les fois qu'il ne s'agit pas de l'épilepsie ou de l'hystéro-épilepsie.*

8° Cette lésion n'est pas nécessairement unilatérale et en foyer; elle peut être bilatérale; elle peut être diffuse.

Dans ces deux derniers cas, la déviation conjuguée paraît se rattacher presque toujours à une prédominance morbide *unilatérale*, à une lésion maxima.

9° Le sens dans lequel se fait la déviation conjuguée paraît dépendre, suivant les cas, de deux ordres de circonstances ou conditions :

a. Conditions anatomiques :

10° Lorsqu'il s'agit d'une lésion de l'isthme encéphalique, on a toujours vu jusqu'ici la déviation se faire du côté opposé à la lésion.

11° Lorsqu'il s'agit d'une lésion d'un hémisphère, le sens de la déviation n'est pas invariable.

Il n'est point influencé pourtant par le siége topographique (degré de profondeur) de la lésion. Mais, en revanche :

b. Circonstances cliniques :

12° Il est lié étroitement (à la nature irritative ou

destructive de la lésion), aux manifestations paralytiques ou convulsives.

13° Lorsqu'il y a paralysie (hémiplégie) *avec ou sans contracture, mais sans convulsions proprement dites,* la déviation se fait du còté opposé à la paralysie, du côté de la lésion ; *le malade regarde sa lésion.* (Loi de Prévost.)

14° Lorsqu'il y a convulsions, la déviation se fait du côté opposé à la lésion, du côté des membres convulsés ; *le malade regarde ses convulsions.*

15° Il y a quelques faits, non explicables encore aujourd'hui, qui ne cadrent ni avec l'une ni avec l'autre de ces deux dernières conclusions.

CHAPITRE IV.

Considérations sur les symptômes pupillaires. Du myosis ataxique.

§ I.

Les troubles pupillaires, envisagés d'une façon générale, sont d'une fréquence on peut dire excessive dans les affections cérébro-spinales de toute nature. Malheureusement, si la physiologie normale des mouvements de l'iris est encore imparfaitement établie, — et, on ne nous contredira pas là-dessus, — leur physiologie pathologique présente plus que des imperfections, et nous ne craignons pas de dire que presque tout est encore à faire sur ce point, malgré les travaux déjà nombreux qui ont été entrepris sur ce sujet.

Nous désirons qu'on ne se méprenne pas sur le sens de nos paroles; nous ne prétendons point considérer comme non avenus les résultats expérimentaux obtenus par des physiologistes éminents, en ce qui concerne l'action de la moelle cervicale (1) et du grand sympathique sur les dimensions de la pupille, non plus

(1) Budge et Waller, Chauveau, Cl.-Bernard, etc. Voir à ce sujet Vulpian, Leç. sur la phys. du syst. nerveux et Dict. Encycl. des sc. méd., art. Moelle.

que les faits pathologiques bien observés et fort intéressants qui viennent à l'appui de ces expériences. Mais combien dans l'histoire si vaste des troubles pupillaires pourra-t-on citer de faits de ce genre.

Et, en particulier, en ce qui concerne les relations de l'état des pupilles avec les différentes lésions et les divers états morbides de l'encéphale tout entier ou de l'une quelconque de ses parties prises individuellement, y a-t-il un seul fait général, une seule loi, qui, au point de vue de la physiologie pathologique, soit légitimemen établi.

Si, d'autre part, on se restreint au terrain de la clinique, et que l'on cherche à dégager de l'expérience journalière et de la masse des observations rassemblées quelque fait à peu près constant, dont la fréquence relative puisse servir de guide, d'élément de diagnostic en semblable occurrence, on arrive bientôt à reconnaître que cette histoire des troubles pupillaires est en grande grande partie, pour le moment, un véritable chaos. Soit qu'on envisage les maladies quant à leur nature, soit qu'on les envisage quant à leur siége, il n'en est presque pas une pour laquelle on ne puisse écrire : tantôt la pupille est dilatée, et tantôt elle est contractée, et cela, bien entendu, sans que l'on ait, en aucune façon, la raison de cette différence.

Cette assurance de notre part à faire le procès à la valeur séméiologique des troubles pupillaires, en matière de pathologie cérébrale, nous vient à la fois de la lecture des articles *ex professo* qui ont paru le plus récemment sur ce sujet, et des résultats vraiment dérisoires auxquels nous sommes arrivés de notre côté après avoir tenté dans ce sens et en nous plaçant spécialement au point de vue clinique, de nombreuses recherches, ainsi qu'on pourra s'en convaincre en parcourant nos pièces justificatives où les troubles pupillaires ont été relevés avec soin (1).

Aussi, après avoir songé un instant à reprendre et résumer à notre point de vue spécial (valeur séméiologique) les longues et intéressantes recherches de M. Drouin (2), nous sommes-nous vus dans l'obligation

(1) Nos assertions pourraient surprendre au premier abord. On s'étonnera moins si l'on veut bien remarquer avec nous combien sont nombreuses et diverses les influences d'ordre pathologique sous lesquelles les pupilles sont susceptibles de réagir. Déjà, dans l'ordre physiologique, sans parler de l'influence de l'accommodation et de la lumière, les pupilles se modifient d'une façon transitoire ou plus ou moins durable du fait d'un grand nombre de circonstances. M. Drouin (loc. cit.) en mentionne jusqu'à cinq : les mouvements respiratoires, l'activité mentale, les émotions morales, les excitations génésiques, le sommeil. Et ce ne sont sans doute pas les seules. D'autre part, lorsqu'il passe en revue les diverses parties du système nerveux central ou périphérique qui ont sur la pupille une action directe ou indirecte, il en compte jusqu'à neuf.

Or, ce sont là autant de sources d'où pourra partir, dans l'ordre pathologique, une action modificatrice laquelle, en dépit de cette diversité si grande d'origine, n'aura guère que deux manières de se traduire : myosis ou mydriase, avec quelques nuances peut-être dans le degré de dilatation et de rétrécissement de la pupille ou dans le degré de mobilité qu'aura conservé l'iris, et encore ces nuances ne se trouveront-elles pas dans tous les cas.

Autres sources de difficultés : nous disions au commencement de ce chapitre que la physiologie des mouvements de l'iris n'était pas complètement connue. Nous ne croyons pas, en effet, que la science soit complètement fixée sur la question de savoir si les phénomènes vasculaires, les modifications circulatoires prennent ou non une part quelconque dans les mouvements de l'iris, et surtout de savoir quelle part ils y prennent, dans quelles circonstances, à quoi enfin on reconnaît leur intervention.

(2) Drouin. De la pupille ; anatomie, physiologie, sémiologie. Th. Paris, 1876.

de renoncer à un travail d'ensemble. Nous renvoyons donc la thèse de M. Drouin (loc. cit.) pour la connaissance des modifications pupillaires sous l'influence des diverses maladies nerveuses. Et nous nous bornerons à relever ici les quelques faits particuliers qui nous ont paru offrir un réel intérêt, soit par leur constance relative, soit par leur importance clinique. Nous nous permettrons aussi de signaler chemin faisant quelques desiderata qu'il serait peut-être avantageux et facile de combler.

§ II.

L'inégalité pupillaire *dans la paralysie générale* est un fait aujourd'hui de connaissance vulgaire; nous ne nous y arrêterons pas. Nous rappelerons seulement que sa valeur séméiologique n'est point absolue.

Mais nous appellerons l'attention sur une autre modalité des troubles papillaires, qui appartient aussi à la paralysie générale et qui a été relevée pour la première fois, croyons-nous, par M. Vincent, dans sa thèse inaugurale (1) : c'est l'immobilité plus ou moins absolue de l'iris sous l'influence des alternatives de lumière et d'obscurité. Il a rencontré ce symptôme 19 fois sur 21 paralytiques généraux qu'il a examinés.

Nous ajouterons qu'il a aussi rencontré chez quelques-uns de ces malades l'existence du myosis. C'est à dessein que nous relevons ici cette association comme une chose possible dans la paralysie générale. On en

(1) Vincent. Des phénomènes oculo-pupillaires dans l'ataxie locomotrice progressive et dans la paralysie générale des aliénés. Th. Paris, 1877.

verra la raison quand nous parlerons du myosis ataxique (voir page 127).

§ III.

En ce qui concerne les modifications pupillaires qui ont leur origine dans une *lésion de la moelle cervicale*, il nous suffira de citer le mémoire de M. Rendu (1), qui, datant déjà de 1869, a trouvé place, pour tout ce qui concerne la clinique, dans l'ouvrage classique de Follin et Duplay. Nous renvoyons à ces deux sources pour les détails, nous contentant de rappeler que, conformément aux données de la physiologie, on observe avec une lésion de la région cervicale de la moelle, et dans l'œil du même côté si la lésion est unilatérale : une dilatation pupillaire, lorsqu'il s'agit d'une lésion irritative ; un rétrécissement pupillaire lorsqu'il s'agit d'une lésion destructive.

La lésion ne consiste pas toujours en un traumatisme, comme dans les cas analysés par M. Rendu. Elle peut être le fait d'une tumeur intra-rachidienne, d'un mal de Pott. Les mêmes considérations sont applicables à ces deux ordres de lésion.

Nous devons signaler dans les *Leçons* de M. Charcot (2) le passage qu'il a consacré aux symptômes pupillaires, à propos de la compression lente de la moelle épinière.

Nous avons recueilli une observation de lésion traumatique postérieure au mémoire de M. Rendu (Pièces

(1) Rendu. Des troubles fonctionnels du grand sympathique observés dans les plaies de la moelle corticale. Arch. gén. de méd., sept. 1869.

(2) Charcot. Leç. sur les maladies du syst. nerveux, t. II, p. 133.

justif., obs. 58), et une observation de tumeur de la moelle (obs. 78).

Enfin, on trouvera dans la thèse de M. Drouin (p. 291) deux autres observations afférentes à ce sujet et empruntées, l'une à Rosenthal, l'autre à Eulenburg.

§ IV.

Les deux faits que nous allons signaler, empruntés à la pathologie infantile, n'ont peut-être pas, en raison des circonstances toutes spéciales auxquelles ils sont particuliers, la même portée pratique que ceux dont nous nous sommes occupés jusqu'ici ; on pourra même remarquer qu'ils s'écartent un peu de notre sujet. Malgré ces considérations, nous n'avons pas voulu les omettre, d'une part, parce qu'ils offrent un exemple remarquable des services que peuvent rendre les symptômes oculaires dans le diagnostic; et d'autre part, parce qu'il nous a semblé que, guidé par l'analogie, on pouvait retrouver l'un de ces deux faits dans la pathologie de l'adulte (l'autre y est bien connu) en des circonstances où il ne serait pas sans intérêt.

Nous voulons parler : 1° de la contraction des pupilles dans le coma des enfants nouveau-nés, ou, pour être plus exact, dans le coma de l'encéphalopathie athrepsique — dénomination proposée par M. Parrot, à qui nous empruntons les faits en question; 2° de la dilatation pupillaire dans les convulsions de l'athrepsie.

A. *Coma. Contraction papillaire.* — M. Parrot a qualifié d'encéphalopathie (nous verrons tout à l'heure pourquoi) l'ensemble des troubles nerveux qu'on peu observer dans le cours de l'athrepsie, troubles nerveux consistant essentiellement en deux ordres de phénomènes : un état comateux, des convulsions.

Or, « dans le coma athrépsique, dit-il, en soulevant les paupières (qui sont presque toujours closes) on trouve les pupilles très-contractées. Et cette atrésie permanente constitue *l'un des meilleurs signes* de cet état comateux. Elle permet en particulier, ce qui ne serait pas toujours facile sans cela, de le distinguer du simple sommeil; et voici comment : dans le sommeil, les pupilles sont aussi, d'ordinaire, plus ou moins contractées, mais, au moment où on écarte les paupières et où l'on éveille l'enfant, les pupilles se dilatent; dans l'état comateux, au contraire, elles restent contractées, même quand on entr'ouvre les paupières et qu'on excite l'enfant. L'atrésie est, comme nous l'avons dit, permanente. »

Voilà pour le fait en lui-même. Ajoutons que M. Parrot a, si nous ne nous trompons, emprunté le terme d'encéphalopathie (athrépsique), à la pathologie de l'adulte, parce que, suivant lui, les troubles nerveux de l'athrépsie reconnaîtraient pour cause, en grande partie du moins, un désordre dans les fonctions rénales (origine de l'encéphalopathie urémique des adultes).

Transportant à notre tour dans la pathologie de l'adulte le fait si bien observé par M. Parrot chez les nouveau-nés, nous demanderons si le coma urémique (urémie à forme comateuse), s'accompagne, lui aussi, d'atrésie pupillaire permanente? Nous n'avons rien trouvé dans les auteurs en ce qui concerne ce point particulier. C'est donc aux observations à venir qu'il appartient de le confirmer ou de l'infirmer. Cela ne serait pas sans intérêt, croyons-nous ; car, bien que le coma le plus vulgaire, celui qui suit l'ictus apoplectique de l'hémorrhagie ou du ramollissement cérébral par exemple, puisse s'accompagner de rétrécissement de la pupille, il n'est pas douteux, pensons-nous, que ce soit là un fait exceptionnel, surtout s'il s'agit, comme ici, d'une véritable atrésie pupillaire permanente.

En sorte que, dans les cas un peu obscurs, où l'on est privé de commémoratifs et de renseignements, d'une part, l'existence de la dilatation des pupilles permettrait d'éliminer immédiatement l'idée d'un coma urémique ; d'autre part, l'existence d'une atrésie pupillaire mettrait aussitôt en garde contre cette éventualité.

B. Le second fait dont nous avons à parler est bien connu, avons-nous dit, dans la pathologie de l'adulte. Il s'agit, en effet, tout simplement de la dilatation pupillaire qui accompagne l'accès convulsif épileptiforme de de l'encéphalopathie athrépsique. Mais voici où réside l'intérêt de la chose.

« Cette dilatation pupillaier, dit M.Parrot, est constante ici, comme dans toutes les attaques de nature épileptiforme. *Toutes les fois* que je l'ai cherchée, je l'ai trouvée, quel que fût l'état des paupières, et j'ai constaté qu'elle marque le début de l'accès. Or, comme les enfants sont toujours préalablement dans le coma et qu'on ne peut tirer grand partie de l'exploration de l'état de la sensibilité, la dilatation pupillaire reste *le caractère pathognomonique* des convulsions épileptiformes. Parfois, *elle constitue à elles eule toute l'attaque*. J'ai vu des enfants qui après avoir eu de véritables paroxysmes épileptiformes, finissaient par ne présenter d'autres manifestations de l'accès que la dilatation pupillaire avec ou sans congestion faciale. »

Bien qu'il ne puisse guère y avoir matière à confusion entre l'athrepsie et la méningite, nous signalerons par opposition aux règles qui précèdent, formulées par M. Parrot, la remarque de Legendre (1) sur l'état des pupilles dans la période comateuse de la méningite. « Souvent, dit-il, l'orsqu'on entr'ouvre les paupières de l'enfant, on constate que les pupilles étaient contractées sous les paupières closes; mais *aussitôt elles se dilatent*, et après quelques oscillations on les voit rester dilatées même en pleine lumière. » Le contraste est bien net; seulement, le fait que rapporte Legendre, tout intéressant qu'il soit à connaître, est loin de se présenter avec la même fréquence, avec la même constance que le double symptôme pathognomonique si bien mis en lumière par M. Parrot.

§ V.

Lorsqu'on cherche qu'elle est la formule la plus générale qui puisse être appliquée sans soulever de trop graves objections (voir page 112), aux modifications pupillaires dans leur rapport avec les divers états morbides du cerveau, on se trouve conduit à accepter celle-ci, que nous empruntons à M. Potain (2). « Les pupilles se contractent en général fortement, dans tous les cas d'état congestif ou inflammatoire du cerveau ; elles se dilatent

(1) Legendre. Recherches anatomo-pathol. et cliniques sur quelques maladies de l'enfance. Paris, 1846.

(2) Potain. Art. Cerveau, du Dict. encycl. des sc. méd. p. 266.

largement, au contraire, sous l'influence des compressions intra-crâniennes, par exemple dans l'hydrocéphalie, ou bien, par suite d'un épuisement nerveux profond, quelle qu'en soit d'ailleurs la cause. » La même idée se retrouve un peu partout à la forme près, et en particulier sous la forme suivante : La contraction pupillaire répond à l'état d'excitation des fonctions de l'encéphale ; la dilatation au contraire à l'état de dépression de ces mêmes fonctions.

Il y aurait bien des réserves à faire à ce sujet, mais, faute de mieux nous nous rallierons à ces formules. Ce qu'il importerait de connaître maintenant, ce sont les raisons d'être des exceptions si nombreuses que l'on rencontre, ou tout au moins, les circonstances anatomiques ou simplement cliniques auxquelles elles se rapportent.

En particulier, on sait que dans l'état apoplectique la dilatation pupillaire est un fait très-habituel ; on peut dire que c'est la règle. Or, dans les mêmes conditions, sans parler des cas où les pupilles restent naturelles ou à peu près, on les trouve quelquefois très-resserrées, et même punctiformes. Il est bien légitime de se demander pourquoi. Et, à moins d'admettre que cet état diamétralement opposé est le produit du pur hasard, ce qui est très-invraisemblable,, il y aurait, on le conçoit, un intérêt réel à savoir quelles sont les circonstances,au moins les principales, qui sont susceptibles de produire cet état pupillaire. Ces circonstances se rapportent-elles à la nature de la maladie? à son siége?.... On aurait si l'on était fixé là-dessus un point de départ pour diriger ses investigations diagnostiques dans une voie spéciale.

Nous ne sommes point en mesure, tant s'en faut, de

combler ce *desideratum*. Nous voudrions pourtant appeler l'attention sur trois conditions avec lesquelles la contraction pupillaire, dans l'état comateux, nous a semblé plus spécialement en rapport. Toutes les trois se rapportent au siége de la lésion, ce sont :

1° En première ligne : l'irruption de sang dans les ventricules cérébraux dans les cas d'hémorrhagie (1).

2° Les lésions de la protubérance et plus particulièrement ses hémorrhagies (2).

3° D'une façon générale (et un peu vague, nous l'avouerons) les lésions qui se rapprochent du mésocéphale, et en particulier celle du cervelet (3).

§ VI.

Lorsqu'on est en présence d'un état apoplectique avec des symptômes non équivoques (hémiplégie, déviation conjuguée, etc.), d'une lésion unilatérale, hémorrhagie, ramollissement, tumeur; il arrive assez souvent que l'on constate une inégalité pupillaire. Quelquefois elle est liée à d'autres signes du côté de la 3e paire avec lesquels elle concorde; nous avons relevé des faits de ce genre

(1) Nous citerons à l'appui : 1° les observations 31, 32, 34, 38, 39 et 49 de la thèse de M. Prévost (loc. cit.); 2° ce passage de la thèse de M. Drouin, p. 281 : Dans les *hémorrhagies ventriculaires*, on trouve presque toujours les pupilles très-rétrécies.

(2) « Certains auteurs anglais prétendent qu'en présence d'un malade plongé dans le coma et dans la résolution complète, si les pupilles sont *extrêmement contractées*, on ne peut avoir affaire qu'à un empoisonnement par la morphine ou à *une hémorrhagie protubérantielle*. » (Drouin, loc. cit., p. 280.) M. Drouin rapporte lui-même une observation de ce genre (ibid.). Nous en avons rencontré une autre appartenant à M. Rendu (pièces justificatives, obs. 107).

(3) Drouin, loc. cit., obs. 40.

(voir comme exemples les obs. 30, 97, 98). D'autres fois, au contraire, cette inégalité pupillaire se présente à l'état d'isolement (par rapport à la 3e paire), et jusqu'ici on n'a pu arriver, croyons-nous, à une interprétation satisfaisante.

Il faut remarquer d'abord que cette inégalité n'est pas toujours de même sens par rapport à la lésion; c'est-à-dire que la pupille du côté où siége la lésion est tantôt la plus dilatée, tantôt la plus étroite. Et de plus, cela semble se faire tellement au hasard que l'on a renoncé à toute tentative d'interprétation.

A notre avis pourtant, il est permis d'avancer que le cas le plus fréquent, c'est la dilatation pupillaire du côté même de la lésion. Nous avons rencontré un bien plus grand nombre de fois la dilatation directe que la dilatation croisée (1); cela concorde d'ailleurs avec les données fournies par la considération de faits analogues. Ainsi, nous rappellerons :

1° Cette conclusion du travail de M. Roque (2) : à savoir que dans les cas d'inégalité pupillaire liée aux affections unilatérales des diverses régions du corps, « la pupille la plus large correspond au côté affecté. »

2° Les faits expérimentaux, où l'on voit une irritation portée sur un hémisphère déterminer une dilatation de la pupille du même côté (3).

(1) Pièces justificatives : obs. 87-100. — Obs. 6, 7, 34 du Mémoire de MM. Charcot et Pitres, loc. cit. — Deux obs. rapportées par M. Lépine (Revue mensuelle, 1877 : l'une personnelle, p. 862; l'autre empruntée à Eulemburg, p. 868.

(2) Roque. De l'inégalité pupillaire dans les affections unilatérales des diverses régions du corps, 1873.

(3) Roque. Loc. cit.

Quoi qu'il en soit, si notre assertion est conforme à la vérité, on voit immédiatement que dans tous les cas de lésion unilatérale où l'on constaterait un rétrécissement, il y aurait lieu de prendre cette particularité en considération et d'en rechercher la raison d'être dans quelque circonstance également particulière se rapportant soit au siége, soit à la nature de la lésion, soit à quelque complication. Et nous pensons, conformément à ce qui a été dit dans le paragraphe précédent, qu'il faudra songer plus spécialement à une lésion se rapprochant du mésocéphale.

§ VII

Du myosis ataxique. — Nous devons personnellement la connaissance de ce symptôme à M. Abadie, que nous avons entendu plusieurs fois, dans ses leçons cliniques, insister sur ce sujet. — Un de ses élèves, M. Vincent, en a fait, sous son inspiration, l'objet de sa thèse inaugurale (1); nous y renverrons pour tout ce qui concerne l'historique et la physiologie pathologique de la question. Ce que nous voulons relever particulièrement ici, c'est : 1° la fréquence ; 2° les caractères ; 3° l'importance de ce symptôme.

a) Sa fréquence est considérable, puisque M. Vincent, dans son remarquable travail, a trouvé que sur 51 ataxiques arrivés à diverses périodes de la maladie, le myosis existait 27 fois. — Il appartient surtout, d'après M. Vincent, à la 2ᵉ période.

b) Ses caractères. — Le myosis ataxique, en effet, par

(1) Vincent. Loc. cit.

une exception remarquable à ce que nous avons dit quelques pages plus haut(page 113, note), n'est pas constitué tout entier par le fait du rétrécissement pupillaire. Il s'accompagne dans l'immense majorité des cas,— 23 fois sur 27 (Vincent, loc. cit.), — d'une autre modalité pupillaire non moins importante que lui, plus fréquente encore, et qui mériterait à bon droit de recevoir un nom particulier, car elle ne paraît point liée au myosis par une relation de cause à effet. Cette modalité pupillaire, c'est le défaut de réaction de la pupille sous l'influence de la lumière, alors que la mobilité de l'iris n'est pourtant point abolie, d'une façon absolue, ainsi que le prouve la conservation de son jeu normal sous l'influence des actes de l'accommodation.

Bien qu'elle n'appartienne pas en propre au myosis ataxique, nous ajouterons ici que cette circonstance a été relevée par M. Vincent 40 fois sur 51 ataxiques. C'est dire qu'elle a coexisté quelquefois avec des pupilles de diamètre normal (11 fois) ou avec de la mydriase (6 fois).

Enfin, par opposition au myosis, qui ne paraît guère se rencontrer, d'après M. Vincent, dans la première période de l'ataxie, la modalité pupillaire en question s'y rencontre dans les deux tiers des cas.

c) Son importance. — Malgré l'infériorité numérique du myosis par rapport à l'autre phénomène qui lui est si souvent associé, nous n'hésitons pas à lui donner une importance presque égale. La raison principale en est que le myosis appelle et force en quelque sorte l'attention, ainsi que nous le ferons ressortir tout à heure ; au contraire, le défaut de réaction sous l'influence de la lumière, alors même qu'on examinera les yeux, échappera presque toujours si la pupille est d'un diamètre normal (1); elle ne se révélera que si on la recherche à dessein. Le myosis, lui, nous le répétons, s'impose en quelque sorte du moment que l'on examine les yeux.

Aussi, sans vouloir contester aucunement les assertions de M. Vincent en ce qui concerne les relations de l'état de la pupille avec les diverses périodes de l'ataxie locomotrice, nous croyons pouvoir dire qu'en raison des considérations que nous venons de présenter, le myosis pourra être un symptôme relativement très-précoce, et qu'il pourra de bonne heure mettre le médecin sur la voie d'un diagnostic que rien au premier abord ne faisait présumer; enfin, que chez certains malades réellement en puissance de tabes dorsalis (ainsi que le prouve ensuite un interrogatoire attentif), mais n'ayant pas encore éprouvé de symptômes assez sérieux pour entraver leurs occupations habituelles et pour les amener à réclamerdes soins, le myosis ataxique autorisera d'ores et déjà à porter un pronostic dont on sait toute la gravité.

Ces allégations de notre part ne sont point gratuites. Elles s'appuient notamment sur deux faits qui nous on beaucoup frappés. Nous avons vu M. Abadie faire le même jour et en quelque sorte coup sur coup, sur deux malades de sa clinique, le diagnostic d'ataxie locomotrice dans les circonstances suivantes :

L'un de ces malades était une femme de 30 à 35 ans,

(1) Aussi, maintenant que l'importance considérable de ce symptôme a été démontrée, devra-t-on en toute occasion le rechercher avec le plus grand soin lorsque le myosis ne sera pas là pour pour appeler sur lui l'attention.

qui venait consulter pour un léger prolapsus de la paupière supérieure de date récente, et s'accompagnant d'un certain trouble de la vision. Un premier examen rapide fit penser à une manifestation syphilitique, et l'on fit passer la malade dans la chambre noire pour être examinée à l'ophthalmoscope. En voulant pratiquer cet examen (on n'avait pas instillé d'atropine). M. Abadie fut frappé de l'étroitesse considérable qu'offraient les deux pupilles, bien qu'on fût dans l'obscurité. Son attention aussitôt éveillée, il rechercha si les pupilles réagissaient sous l'influence de la lumière et il trouva que non; il trouva, par contre qu'elles réagissaient bien sous l'influence de l'accommodation. Interrogeant alors cette malade, il obtint des renseignements (douleurs fulgurantes, etc.), qui, rapprochés d'une part de la chute de la paupière supérieure (avec parésie du droit supérieur et un peu de paresse du droit externe, sixième paire), d'autre part du myosis avec défaut de réaction à la lumière, lui permirent de poser le diagnostic d'ataxie.

L'autre malade, homme d'une cinquantaine d'années, amené fortuitement à la clinique pour une affection étrangère à proprement parler à l'oculistique, fut néanmoins examiné également à l'opthalmoscope par M. Abadie, et le même enchaînement de circonstances se reproduisit (1).

On voit donc que nous n'exagérions point, en insistant tout à l'heure sur la haute valeur de ce signe qui met sur la voie d'une maladie des glus graves et des

(1) Nous avons vu également un autre cas de myosis ataxique chez M. Abadie, mais dans des conditions différentes.

plus douloureuses, à une période de cette affection où les malades ne songent pas encore à accuser spontanément les symptômes qu'ils en ont pu déjà ressentir; ce qui était le cas, chez les deux dont nous venons de parler.

Nous ne terminerons pas ce sujet sans faire remarquer que cette association du myosis et du défaut de réaction de la pupille, n'est pas absolument pathognomonique de l'ataxie, puisque nous l'avons signalée d'après M. Vincent lui-même dans la paralysie générale ; mais nous ne sachions pas que le diagnostic différentiel puisse être jamais sérieusement hésitant entre ces deux maladies.

En revanche, et toujours d'après M. Vincent qui a fait des recherches dans ce sens, cette association ferait toujours défaut dans toutes les autres variétés de myélite chronique ou de sclérose des centres nerveux; du moins il ne l'y a jamais rencontrée. Il y a bien constaté quelquefois le myosis; mais les pupilles réagissaient sous l'influence de la lumière comme sous l'influence de l'accommodation. (1).

(1) 1° Nous serions disposé à croire qu'il y a quelques réserves à faire à ce sujet en ce qui concerne la sclérose en plaques. La prédilection qu'affectent les plaques scléreuses pour la région mésocéphalique donne à supposer qu'elles pourraient bien porter de temps à autre sur le poin à la lésion duquel (voy. 2°) M. Vincent attribue avec beaucoup de vraisemblance le phénomène du défaut de réaction à la lumière. Nou avions commencé dans cette voie des investigations que les circonstances ne nous ont pas permis de continuer; or, dans les deux seuls ca de sclérose en plaques que nous ayons examinés, nous avons trou chaque fois un myosis double considérable et, de plus, dans l'un de ces cas, nous n'avons constaté qu'à grand'peine et d'une façon tout à fait douteuse des variations du diamètre pupillaire sous l'influence des a ternatives de lumière et d'obscurité. Ces variations étaient très-nettes au contraire pour les actes de l'accommodation.

Est-il besoin d'ajouter que dans les diverses variétés étiologiques du myosis (autres que les deux qui sont indiquées plus haut), par exemple : dans la paralysie du grand sympathique cervical ou dans l'état spasmodique du sphincter irien ; on n'observe jamais non plus cette dissociation singulière des mouvements de l'iris, conservés pour les actes de l'accommodation, abolis pour les influences de la lumière. Dans toutes ces variétés de myosis, de deux choses l'une : ou l'immobilité de l'iris est absolue, ce qui est tout à fait rare (1), ou la mobilité est en partie conservée, et alors elle est conservée également pour l'action de la lumière et pour l'action de l'accommodation.

2° Le point auquel nous faisons allusion plus haut et dont la lésion peut abolir toute influence de la lumière sur le resserrement de l'iris c'est : « Etant donné l'arc réflexe qui part de la papille (ou de la rétine) pour suivre le nerf optique et qui revient à l'iris par la troisième paire, c'est, dit M. Vincent, la portion de cet arc réflexe qui relie le centre de perception du nerf optique (lobes optiques) au centre moteur du sphincter de la pupille (noyaux d'origne de la troisième paire). (Voy. pour cette connexion anatomique, Sappey, Névrologie, p. 261.)

3° Quant à l'interprétation du myosis ataxique, c'est une question, à notre avis, très-délicate. M. Vincent l'a traitée avec beaucoup de sagacité, nous devons le dire, bien que nous ne partagions pas complétement ses conclusions à cet égard. Nous renvoyons encore sur ce poin à la lecture de son excellent travail.

(1) Giraud-Teulon. Art. Myosis du Dict. Encycl. des sc. méd. p. 309.

CHAPITRE V.

Notes sur la paralysie de l'orbiculaire des paupières et les paralysies des muscles de l'œil (dans leurs rapports avec les affections des centres nerveux).

Le temps nous ayant fait défaut pour une mise en œuvre régulière et méthodique des documents que nous avions réunis sur ces symptômes, nous rapporterons ici ces documents un peu au hasard, avec les réflexions qu'ils nous ont suggérées.

§ I.

DE LA PARALYSIE DE L'ORBICULAIRE.

1. — Se montrant rarement à l'état de symptôme isolé, la paralysie de l'orbiculaire rentre en quelque sorte complètement dans l'histoire de l'hémiplégie faciale.

Mais elle tient dans cette histoire une place assez importante. En effet, on sait qu'il y a dans l'étiologie de la paralysie de la face deux chapitres bien distincts : la paralysie faciale *directe* et la paralysie faciale *croisée*.

Or, c'est un fait depuis longtemps classique que, dans la paralysie faciale croisée (laquelle est presque toujours liée à une hémiplégie des membres du même côté), l'orbiculaire des paupières est respecté, ainsi, du reste, que le domaine tout entier du facial supérieur. Aussi a-t-on présenté cette particularité comme un élément de diagnostic différentiel entre les deux espèces étiologiques de paralysie faciale.

« L'hémiplégie dans les affections cérébrales, dit M. Potain (1), n'atteint *jamais* d'une façon sensible l'orbiculaire des paupières. » Et il ajoute : « ceci s'explique d'après Broadbend par ce fait, que les muscles dont il s'agit (orbic. des paupières, muscles moteurs du globe oculaire, muscles du tronc, etc.), entrent habituellement en action des deux côtés à la fois et que les mouvements en sont associés par des commissures existant dans la moelle entre les noyaux d'origine de leurs nerfs. Cette opinion a été adoptée par M. Charcot. »

Dans le mémoire déjà cité de M. Landouzy, nous avons rencontré, émise il est vrai sous une forme hypothétique, une autre interprétation, qui consisterait à admettre que le facial supérieur ne possède que des origines *exclusivement bulbaires*, ou en d'autres termes, que son noyau d'origine n'est point relié à l'écorce grise des hémisphères. A vrai dire, M. Landouzy présente la chose plutôt comme une déduction anatomique tirée de l'observation clinique que comme une explication. Mais cette distinction importe peu pour le point où nous voulons en venir.

II. — Ceci posé, nous présenterons les remarques suivantes au sujet de la doctrine classique que nous venons de rappeler.

(1) Potain. Art. Cerveau. Dic. encycl. des sc. méd., p. 261.

A. Et d'abord, doit-on admettre, avec les auteurs que nous venons de citer, que l'absence de paralysie du facial supérieur dans l'hémiplégie croisée soit un fait d'une *constance absolue?* Nous croyons que ces deux auteurs ont un peu forcé la note; et, pour notre part, nous ne saurions admettre cette assertion ayant à lui opposer les obs. 10 et 62 de nos pièces justificatives, et un autre cas personnel que nous rapportons plus loin.

Aussi bien, l'opinion la plus générale consiste, si nous ne nous trompons, à admettre, non pas que la paralysie du facial supérieur n'existe jamais à aucun degré, dans l'hémiplégie croisée, — mais bien à admettre qu'elle n'est *jamais complète*, c'est-à-dire jamais caractérisée par cet ensemble de signes qu'on rencontre dans certaines paralysies faciales périphériques : impossibilité de clore complètement les paupières, renversement du point lacrymal inférieur en bas et en dehors, épiphora, etc., etc.

L'assertion ainsi présentée, nous n'y contredirons point.

Nous ferons seulement remarquer que, à notre avis, on ne saurait par conséquent mettre en doute l'existence d'un faisceau cortico-bulbaire pour le facial supérieur.

B. Mais, pour ceux-là même qui admettent l'existence d'une parésie du facial supérieur *croisée*, le fait est considéré un peu comme une rareté. Règle générale dit-on, le facial supérieur est respecté.

Bien qu'il nous en coûte d'émettre un doute sur une opinion qui est partagée par les observateurs les plus distingués, nous demanderons si cette opinion est bien conforme à la réalité des faits. Voici les raisons qui nous ont émettre ce doute, ou plutôt qui nous font appeler l'attention sur ce point.

a) M. Potain, tout à la suite du passage que nous lui empruntions tout à l'heure, dit : « Je ne sais si les commissures invoquées existent pour les noyaux d'origine correspondant à ces muscles plus que pour ceux qui correspondent à d'autres groupes musculaires. Mais, il est vrai, que l'immunité signalée pour l'orbiculaire des paupières *tient uniquement* à l'association habituelle des contractions des deux paupières. En effet, on sait que cette association n'est pas absolument constante et inévitable et que, à l'état normal, il est possible à la plupart des gens de fermer volontairement un seul des deux yeux. Or, les hémiplégiques abaissent bien la paupière du côté sain, mais sont dans l'*impossibilité de fermer l'œil du côté malade si ce n'est en associant* ce mouvement à celui de l'autre œil. C'est un fait que j'ai maintes fois constaté et qui parait constant. »

Qu'est-ce à dire, sinon que l'orbiculaire du côté hémiplégié a éprouvé pour le moins une légère atteinte, qu'il est frappé de parésie, et que le fait est fréquent.

b) Mais, nous ferons immédiatement cette autre remarque. Lorsqu'il n'existe dans le domaine du facial supérieur qu'une simple parésie, qu'elle soit d'ailleurs directe ou croisée, cette parésie pourra parfaitement rester latente, larvée, si on ne la recherche pas par certains procédés, si on ne la démasque pas par certains artifices. M. Potain vient de nous en apprendre un ; il y en a un autre qui sera souvent plus probant encore. Nous en avons pris connaissance en lisant les observations de Legendre (1) sur la méningite tuberculeuse. Il consiste, le malade ayant les deux paupières abaissées (nous avons déjà dit que la simple parésie de l'orbiculaire n'empêchait point l'occlusion complète des paupières); à relever avec le doigt la paupière supérieure de chacun des yeux et à juger du degré de résistance que l'on rencontre. Or, chez ses méningitiques, Legendre note plusieurs fois que tandis que l'un des orbiculaires résiste *très-énergiquement*, l'autre n'offre aucune résistance. Bien entendu, nous ne prétendons pas qu'il s'agissait dans tous ces cas de Legendre de paralysie croisée, loin de là; nous voulons seulement faire remarquer que cet observateur distingué arrivait à reconnaître facilement une parésie de l'orbiculaire, alors que celle-ci ne s'annonçait par aucun caractère extérieur et que les deux paupières étaient également closes.

Nous dirons donc qu'on ne saurait affirmer l'absence d'une paralysie du facial supérieur à la seule inspection des parties, ni même après avoir constaté que les mouvements d'élévation et d'abaissement de la paupière supérieure sont conservés. Il faut faire davantage et recourir aux artifices indiqués plus haut, ou à quelque autre analogue, et comme il n'est certainement pas d'usage de prendre ces précautions minutieuses, nous nous croyons autorisés ainsi que nous le disions tout à l'heure, à émettre des doutes sur la fréquence relative de l'immunité complète du facial supérieur.

c) Pour notre part, nous n'avons eu qu'une seule fois et d'une façon tout à fait fortuite, il y a quelques jours,

(1) Legendre. Loc. cit.

de mettre en pratique ce précepte et d'essayer de l'artifice de Legendre, dans un cas d'hémiplégie vulgaire, et nous avons précisément constaté une parésie croisée non-seulement de l'orbiculaire, mais du facial supérieur tout entier. Etant à la Salpêtrière, dans le service de M.Charcot, M. P. Richer, son interne et notre excellent ami, nous dit qu'une des malades du service, hémiplégique depuis 48 heures, présentait un ptosis du côté opposé à son hémiplégie. Comme ce fait nous intéressait particulièrement à cause de notre thèse, nous allâmes avec lui auprès de la malade. Effectivement il existait un léger ptosis à droite, alterne avec une hémiplégie gauche, à peu près flaccide et *totale*, au sens classique du mot c'est-à-dire intéressant la face inférieure en même temps que les membres. La chose une fois constatée, nous examinâmes les yeux attentivement : état des pupilles, déviation conjuguée, etc. Tout nous paraissait normal, en dehors du ptosis. Les mouvements d'élévation et d'abaissement des paupières *étaient conservés des deux côtés* à cela près que la paupière supérieure *droite* se relevait chaque fois sensiblement moins haut que la gauche (léger ptosis à droite).

Nous nous avisâmes alors, par hasard, et la malade ayant les yeux fermés, de relever avec le doigt la paupière gauche, puis la paupière droite, et nous constatâmes immédiatement une double différence ; d'abord la résistance, médiocre il est vrai à droite, *était complètement nulle* à gauche ; de plus et surtout : quand la paupière droite, une fois relevée, était abandonnée à elle-même, elle se rapprochait vivement de la paupière inférieure; à gauche au contraire, la paupière supérieure, une fois relevée, restait un instant immobile sur le globe de l'œil et ne revenait que lentement vers la paupière inférieure; elle était comme inerte. Nous répétâmes l'observation plusieurs fois pour mieux établir notre conviction.

Une fois fixés sur ce point nous recherchâmes l'état du reste du facial supérieur, et nous constatâmes de même, à n'en pas douter, que le sourcilier et le frontal du même côté étaient également frappés de parésie (effacement de certains plis, flaccidité du muscle frontal sous le doigt, etc.); et, en effet, nous remarquâmes alors, mais alors seulement, que la queue du sourcil fortement arquée et tirée en haut pour le côté droit, était au contraire tombante du côté gauche; le défaut de symétrie qui en résultait était considérable et pourtant au premier coup d'œil, il nous avait échappé. Et nous avons été sur le point de quitter le lit de cette malade, convaincus que le facial supérieur était intact.

Nous ajouterons que l'autopsie démontra l'existence d'un ramollissement du corps strié à droite, intéressant la partie antérieure de la capsule interne.

C. Sans doute, nous n'irons pas avec ce seul fait battre en brèche l'opinion reçue en ce qui concerne l'immunité de l'orbiculaire. Nous désirions seulement montrer :

1° Que l'existence de la paralysie *croisée* de l'orbiculaire est un fait indubitable.

2° Que cette paralysie, étant le plus souvent et peut-être toujours *très-incomplète*, demande à être recherchée avec soin. 3° qu'il ne suffit pas d'avoir constaté l'occlusion complète des paupières et la conservation des mouvements d'élévation et *d'abaissement* de la paupière supérieure, pour pouvoir affirmer que le facial supérieur est parfaitement intact.

III. Cette discussion serait oiseuse et stérile, si nous ne devions aboutir à d'autres conclusions.

Mais nous ferons maintenant remarquer ceci :

S'il reste vraiment démontré par les observations ultérieures que la paralysie de l'orbiculaire manque le plus souvent, dans l'hémiplégie croisée; comme d'autre part, il est indubitable qu'elle existe quelquefois, il est rationnel d'admettre que cette différence a sa raison d'être. Il y a donc lieu de rechercher désormais à quoi se rattache, quand elle existe, la parésie croisée du facial supérieur. Comme toutes les circonstances relativement exceptionnelles, comme l'hémianesthésie croisée, par exemple, elle pourra prendre un jour une signification précise et trouver sa place dans l'histoire des localisations cérébrales.

IV. On trouvera dans les observations réunies à la fin de ce travail, un certain nombre d'exemples de paralysie de l'orbiculaire de cause intra-crânienne, mais *directe* (obs. 18, 25, 50, 99, 107). Dans plusieurs de ces cas il s'agissait de lésions de la protubérance.

Les obs. 79 et 80, sont empruntées à Legendre et offrent des exemples de la paralysie de l'orbiculaire chez les méningitiques.

§ II.

I. Nous avons dit (p. 23) qu'il n'était pas possible d'admettre une différence absolue, radicale, entre la signification d'un ptosis isolé et toute autre modalité de paralysie partielle de la troisième paire. C'est ce dont on pourra se convaincre en se reportant aux observations 94 et 101 de cette thèse, observations qui offrent deux exemples de la paralysie *croisée* de la troisième paire.

L'une d'elles (obs. 94) offre un intérêt tout particulier, d'abord parce qu'elle est très-nette, ensuite parce qu'elle pourrait, jusqu'à un certain point, être considérée et interprétée comme un exemple de *contracture secondaire* dans le domaine de la troisième paire.

II. Quant à la paralysie de la sixième paire, les observations 5 et 15 pourraient être invoquées comme des exemples de paralysies croisées; mais ils ne sont peut-être pas complètement indiscutables.

Les observations 20e et 59e sont des exemples bien nets de paralysie de la sixième paire *alterne*, comme l'hémiplégie faciale, avec l'hémiplégie des membres. Aussi s'agissait-il dans ces deux cas de lésions de la protubérance. Nous avons eu déjà l'occasion de dire que la troisième et la sixième paires jouent, dans les cas de ce genre, le même rôle que la septième paire et que leur paralysie alterne a sensiblement la même valeur séméiologique; cela est surtout vrai de la sixième paire.

III. *De la paralysie conjuguée de la troisième et de la sixième paire.* — On doit à M. Féréol (1) une note fort intéressante qu'il a communiquée à la Société médicale des hôpitaux (2) à propos d'un malade de son service sur lequel il avait constaté pendant la vie un phénomène oculaire très-singulier, et dont l'autopsie a donné la raison.

Nous donnerons ici un extrait assez détaillé de cette note, à cause de la valeur séméiologique qui paraît s'attacher à ce phénomène.

L'observation de M. Féréol est intitulée : *Phthisie pulmonaire*; *hémiplégie alterne incomplète. Paralysie de la sixième paire gauche* ; *inaction conjuguée du muscle droit interne de l'œil droit. Tubercule confluent de la protubérance annulaire.*

Voici maintenant ce qui se rapporte aux yeux :

« Peu de jours après l'entrée du malade, nous nous apercevons que l'œil gauche n'est pas libre dans ses mouvements; il reste habituellement dans la position moyenne *sans être notablement dévié*; mais si le mouvement d'adduction de la pupille vers l'angle interne des paupières s'exécute bien, il n'en est pas de même des mouvements contraires.

« Il est facile de s'assurer du fait en ordonnant au malade de suivre des yeux, sans tourner la tête, une bougie qu'on promène transversalement devant lui ; on constate alors que l'œil gauche s'arrête et refuse de suivre

(1) Nous devons nous-même à l'obligeance de M. Abadie la connaissance de cette note de M. Féréol.

(2) Féréol. Soc. méd. des hopitaux, 1873.

le mouvement qui l'amènerait dans l'angle palpébral externe. Mais en même temps, on remarque que l'*œil droit* s'arrête aussi dans la position moyenne et refuse de suivre le mouvement qui l'amènerait dans l'angle nterne. Les muscles droit externe de l'œil gauche et droit interne de l'œil droit restent donc, dans ce cas, associés dans la paralysie comme ils le sont à l'état normal dans l'action.

« Mais ce qui est plus particulier, c'est que, si l'on couvre l'œil gauche et qu'on recommence l'expérience, alors l'œil droit exécute son mouvement d'adduction qui l'amène dans l'angle palpébral interne. De plus, si, l'œil gauche restant à découvert, on commande au malade de regarder le bout de son nez, le double mouvement d'adduction des deux pupilles se fait bien ; les deux muscles droits internes se contractent ensemble. (Ces expériences ont été renouvelées plusieurs fois pendant le séjour du malade, et toujours avec le même résultat.)

« *Autopsie.* — Rien à l'émergence des nerfs de la troisième et de la sixième paire.

« Tumeur de la protubérance, grosse comme une cerise, située dans l'étage supérieur (?) de la protubérance, près du point de jonction avec le bulbe ; elle refoule en haut et en arrière le plancher du quatrième ventricule. Les 4/5 de sa masse occupent la moitié gauche de la protubérance, l'autre cinquième est à droite. »

M. Féréol fait suivre cette observation des réflexions suivantes :

« Cette observation est entièrement analogue à celle

qui a fait le sujet de l'intéressant mémoire de M. Foville, en 1850, à la Soc. médic. de Paris... Dans l'un et l'autre cas on constate l'association des muscles antagonistes de l'œil, droit externe d'un côté, droit interne de l'autre, qui restent unis dans la paralysie comme dans l'action.

« Seulement (et c'est en ceci que mon observation est plus complète et apporte peut-être un supplément de probabilité en faveur de l'opinion émise par M. Foville), cette association de la paralysie des deux muscles normalement antagonistes n'existait que dans la vision binoculaire à distance. Du moment qu'on faisait cesser la synergie des muscles antagonistes, soit en couvrant l'œil gauche, soit en ordonnant au malade le mouvement qui faisait entrer simultanément en contraction les deux muscles droits internes, il n'y avait plus de paralysie appréciable.

« Il semble donc bien d'après cela que, comme le dit M. Foville, le muscle droit interne de chaque œil reçoit son innervation de deux sources ; lorsqu'il agit en synergie avec le muscle droit externe du côté opposé, il recevrait l'incitation nerveuse de la sixième paire ; et c'est seulement lorsqu'il agit isolément ou en concor dance avec le muscle droit interne du côté opposé qu'il recevrait l'incitation nerveuse de la troisième paire. »

Tel est le fait de M. Féréol.

Nous serions tenté d'en rapprocher un cas rapporté par M. Raynaud (Pièces justificatives, obs. 101), dans lequel ce médecin distingué a constaté un fait très-analogue et qu'il a qualifié lui-même de *paralysie conjuguée* de la troisième paire et de la sixième paire. Toutefois l'exploration n'a pas été aussi complète que dans le cas observé par M. Féréol ; et de plus, l'autopsie a demontré des lésions disséminées sur les deux hémisphères, sans lésion de la protubérance. En sorte que notre rapprochement reste discutable.

PIÈCES JUSTIFICATIVES

Ire SECTION

Observations utilisées pour la rédaction de nos chapitres II et III, sur le ptosis et la déviation conjuguée.

Obs. I. Barié, Soc. anat., déc. 1876. — Hémorrhagie cérébrale survenue à l'âge de 11 ans, etc. Nouvel ictus apoplectique survenu six ans après : convulsions épileptiformes, déviation conjuguée des yeux, etc.

Le 18 décembre. « La malade perd tout à coup connaissance et est prise d'attaques convulsives violentes. »

Deux heures après, on note :

« La face est inclinée à *gauche* et toute la tête repose appuyée sur l'oreille et la *joue gauches*. En même temps, il y a une déviation conjuguée des yeux *à droite*. »

« Ces signes ont persisté jusqu'à la mort et si on venait à déplacer la face et à la faire regarder à droite, elle reprenait sa rotation à gauche quand on l'abandonnait à elle-même.

« En outre, le bras *droit* est le siége de secousses, *de convulsions cloniques* constantes, etc., etc. »

Autopsie. — Foyer hémorrhagique cicatrisé, occupant la capsule externe, le noyau lenticulaire gauche et s'étendant en avant sur la capsule interne.

Obs. II. Bourneville. — (Obs. publiée dans : Leçons sur les maladies du système nerveux, faites à la Salpêtrière par J. M. Charcot, t. I, p. 378, note 1.) — Hystéro-épilepsie. — Etat de mal.

Chevall... (Edmée). — Accès hystéro-épileptiques se renouvelant à chaque instant.

Dans la description d'un accès envisagé en particulier, on note :

1° « Que la face se dérive *à gauche*, ainsi que le regard, » en même temps que les convulsions, soit toniques, soit cloniques, prédominent *à gauche*, notamment à la face.

2° Dix à quinze secondes après, « la face et les yeux se retournent vers la *droite*, » en même temps que les convulsions passent *à droite* (pour la face), ou y deviennent prédominantes (pour le reste du corps).

Le début de chaque accès est annoncé par une dilatation pupillaire, surtout marquée à droite, et par du nystagmus.

Mort à la fin du deuxième jour de l'état de mal.

Autopsie. — Suffusion sanguine sur la face convexe des deux hémisphères, surtout à droite.

Teinte hortensia et quelques éraillures sur les circonvolutions qui avoisinent la scissure de Sylvius.

Obs. II *bis*. Bourneville. — Progrès médical, 1876, p. 205. — Epilepsie. Début à 7 ans. Aura, vertiges et accès; leurs caractères; forme cardiaque de l'épilepsie; traitement par la glace; marche des accès.

..... L'accès éclate :

« La face regarde *à droite*, les paupières sont ouvertes, les yeux sont dirigés en haut et *à droite*, les pupilles sont très-dilatées. »

En même temps :

« La bouche est fortement tirée *à droite*.

« La rigidité des membres, qui sont allongés, est très-accusée *à droite*, moindre à gauche. »

« Au bout d'une trentaine de seconde, se montrent quelques secousses cloniques, puis la face et les yeux se portent *à gauche* et alors la rigidité prédomine dans les membres *de ce côté*. »

Obs. III. De Boyer. Soc. anat., 1877. — Atrophie partielle et croisée du cerveau et du cervelet. Ramollissement cérébral; hémiplégie gauche; paralysie de la paupière supérieure gauche; ancienne hémiplégie droite guérie; destruction du territoire sylvien, prononcée au pli courbe et sur la frontale ascendante à droite; lésions centrales anciennes à gauche; un foyer de ramollissement dans la moelle.

T..., 70 ans. Le 25 mars. Apoplexie, paralysie du bras droit et de la jambe gauche. Pas de paralysie faciale.

« Légère chute de la paupière supérieure gauche; le malade ne peut l'ouvrir comme il fait de la droite. »

Pas de déviation de l'œil.

Le 28. Hémiplégie complète à gauche.

Mort le 1er avril.

Autopsie. Lésions multiples et diverses.

Rien du côté de la protubérance, ni du bulbe.

Hémisphère droit : 1° lésion corticale, ramollissement étendu de tout le territoire sylvien.

2° Lésion centrale, ramollissement de la substance blanche, sous-jacent à celui de la surface corticale.

Réflexions. Le seul symptôme facial observé, la chute de la paupière gauche s'explique par l'étendue et la profondeur de la lésion du pli courbe, c'est un cas comparable à celui de Grasset. (V. *Progr. méd.*, 1876, page 406; voir aussi page 49 de notre thèse.)

Obs. IV. Charcot et Pitres. (Revue mensuelle, 1877. Localisations corticales, obs. 29, p. 367.) — Monoplégie du membre supérieur gauche; épilepsie partielle débutant par le bras; guérison.

May, 81 ans. Le 16 janvier, engourdissement du membre supérieur gauche, sans ictus apoplectique.

Le 17. Paralysie flaccide du membre supérieur gauche.

Le 18. Idem. La malade peut encore marcher.

Le 19. Violente attaque épileptiforme : « le gras *gauche* s'est roidi et s'est placé à angle droit avec le tronc; le poing s'est fermé. La face et les yeux se sont tournés du côté *gauche*. »

« Après quelques secondes, le bras a commencé à être agité de secousses convulsives, qui se sont étendues à l'épaule, au côté gauche de la face, et même un peu aux muscles de la cuisse *du même côté*. »

Une heure après, « les convulsions ont cessé tout à coup; le bras *gauche* est retombée dans son *inertie* et on a pu constater aussi, immédiatement après l'attaque, une légère *paralysie faciale gauche* et une rotation de la tête avec déviation conjugée des yeux *vers le côté droit*. »

Le 20. « La rotation de la tête a disparu, les yeux sont mobiles, la paralysie faciale est moins apparente. »

Le 21. « Plus trace de paralysie faciale; la malade peut remuer un peu le bras gauche.

Le 17 février, la paralysie avait complètement disparu.

Obs. V. Charcot et Pitres, loc. cit., obs. 34, p. 372. — Épilepsie partielle débutant par la face; lésions multiples.

Legrand (Rosalie), 52 ans. Premiers accidents un an auparavant.

Le 9 octobre, on constate : « une hémiopie gauche bien prononcée. »

« A l'ophthalmoscope, pâleur des deux pupilles. Pas de névrite optique, ni d'atrophie proprement dite. Légère hyperémie veineuse de la rétine. »

Point de paralysie limitée. Faiblesse.

Le 27 octobre. Attaque épileptiforme, constituée par une série d'accès.

Dans les intervalles des accès : « la face était déviée vers le côté gauche; les yeux étaient dirigés en avant, les pupilles très-dilatées. »

Lorsque l'accès allait commencer : « la rotation de la tête (à gauche), s'exagérait; les yeux se portaient fortement vers le *côté gauche.* » Puis : secousses convulsives dans la moitié *gauche* de la face et quand les convulsions étaient fortes à la face, le membre supérieur *gauche* était agité de petites secousses convulsives. »

« A aucun moment on n'a constaté de convulsions dans le côté droit. »

En observant avec plus d'attention, on a noté les particularités suivantes :

« Le premier phénomène de l'accès est un léger tremblement latéral de l'œil droit, puis cet œil se tourne fortement vers la gauche, pendant ce temps l'œil gauche reste dirigé directement en avant, et pendant toute la première moitié de l'accès, les yeux conservent cette position. »

Dans la deuxième moitié, au contraire, les deux yeux se dirigent également vers la droite.

Le 28 octobre (le lendemain), Paralysie flaccide des deux membres du côté gauche. Strabisme *interne* de l'œil gauche. Pupille droite beaucoup plus dilatée que la gauche.

Le soir, rotation de la tête et déviation conjuguée des yeux vers le côté droit.

Mort le 29 matin.

Autopsie. — Lésions très-nombreuses.

Énumération :

1° Ramollissement rouge, récent, de tout le lobe gauche du cervelet.

2° Lacune anfractueuse du volume d'une noisette dans le pédoncule cérébelleux moyen du même côté.

3° Sur l'écorce de l'hémisphère droit, quatre foyers de ramollissement superficiels anciens, à savoir :

Deux sur la première circonvolution frontale.

Un sur la deuxième circonvolution sphénoïdale.

Un à la face antérieure de la circonvolution frontale ascendante.

4° Une lacune, du volume d'un haricot, dans le noyau lenticulaire de chaque côté.

OBS. VI. Charcot et Pitres, loc. cit., obs. 39, p. 441. — Hémiplégie gauche permanente : contracture secondaire ; attaque d'épilepsie partielle ; plaques jaunes sur le lobule paracentral et sur le tiers moyen de la circonvolution pariétale ascendante du côté droit.

Pierrot (Rose), 60 ans. Hémiplégie gauche depuis 1872. Attaques convulsives de temps à autre dans les membres du côté paralysé.

Le 29 septembre 1875. Accès : le bras paralysé (gauche) est agité de soubresauts convulsifs.

« Les yeux largement ouverts sont, ainsi que le visage, fortement tournés vers le côté gauche. »

Cet état persiste 5 minutes, puis se dissipe.

Mort le 15 octobre.

Autopsie. — A la surface de l'hémisphère droit, deux plaques jaunes anciennes ; l'une a détruit le lobe paracentral en totalité, l'autre siége sur le tiers moyen de la circonvolution pariétale ascendante. Elles sont superficielles et ne pénètrent qu'à quelques millimètres de profondeur dans la substance blanche sous-jacente. Les masses centrales de l'hémisphère droit et l'hémisphère gauche en totalité sont parfaitement sains.

Obs. VII. Charcot et Pitres, loc. cit., obs. 40, p. 442. — Hémiplégie gauche permanente ; contracture secondaire ; épilepsie partielle ; foyer ocreux siégeant dans la substance blanche au-dessous du lobule paracentral.

Brunet, 65 ans. En février 1873 : apoplexie, hémiplégie gauche suivie bientôt de contraction secondaire.

En septembre : attaque épileptiforme avec des convulsions portant exclusivement sur la face et les membres du côté paralysé (gauche).

« La tête et les yeux se dévièrent fortement *à gauche*, puis des secousses convulsives apparurent dans la face et les membres du côté *gauche*. »

Cette attaque dura 2 à 3 minutes.

Plusieurs autres attaques semblables à celle-ci.

Mort en octobre 1876.

Autopsie. — Hémisphère gauche sain.

Hémisphère droit, vieux foyer ocreux, etc.

La couche optique est saine ; dans le noyau lenticulaire, une petite lacune du volume d'un grain d'avoine.

Obs. VIII. Charcot et Vulpian. Soc. Biologie, 1855. — Epilepsie hémiplégique ; altération de la table interne du pariétal gauche.

Moisy, 84 ans. — En 1852, perte de connaissance, depuis laquelle, embarras de la parole, moins de force et de sensibilité dans le côté droit.

En 1854, le 11 juin : perte de connaissance avec mouvements choréiformes du côté droit de la face, du bras et de la jambe droite.

Le 15. Le bras et la jambe droits sont absolument paralysés, paralysie bien moindre à gauche.

Le 18. Attaque : commissure labiale *droite* tirée en haut et en dehors. Bientôt « l'œil droit est brusquement entraîné en dehors, tandis que l'œil gauche est porté en dedans. » (Soit, déviation conjuguée *à droite*.)

« Les muscles *droits* du cou se contractent convulsivement, puis le bras (droit) s'agite par des mouvements alternatifs, et enfin les convulsions se montrent dans la cuisse et la jambe *droites*.

Pendant ce temps, le côté gauche reste immobile. »

Autopsie. — Lésion du pariétal gauche et abcès de la cavité arachnoïdienne à gauche.

Obs. IX. Chouppe. Soc. anatomique, 1871. — Méningite tuberculeuse, etc.

S..., 19 ans. — Au dixième jour de la maladie, à peu près :

« Déviation de la tête et des yeux à droite; la tête peut être ramenée sur la ligne médiane, sans effet violent, elle peut même être portée à gauche, mais, abandonnée à elle même, elle reprend sa position première. Les yeux ne dépassent jamais la ligne médiane de l'ouverture palpébrale du côté gauche. »

Pas de paralysie, ni de convulsions, au cours de la maladie.

Autopsie. — Lésions diffuses des deux côtés, mais plus importantes à droite.

Obs. X. Chouppe, Soc. anat., oct. 1874. — Tumeur de la couche optique, du corps strié et du pied de la couronne rayonnante, sans anesthésie.

X..., 55 ans. Le 14 juillet : accès de délire.

Le 15. Etat comateux.

Le 16. Coma. Paralysie incomplète de la septième paire à gauche.

« *L'orbiculaire des paupières à gauche* est lui-même un peu affaibli quoique très-peu paralysé. »

« Il y a également un peu de chute de la paupière supérieure de ce côté, *sans autre signe de paralysie de la troisième paire.* »

Le 20. Il s'est établi graduellement une hémiplégie gauche encore incomplète.

Dans les derniers jours de la vie : hémiplégie gauche complète jamais de convulsions ; « déviation conjuguée des yeux à droite avec rotation de la tête du même côté. »

Autopsie. — Hémisphère gauche, cervelet, isthme sains. Nerfs crâniens sains.

Dans l'hémisphère droit, une tumeur du volume d'un œuf de pigeon ayant détruit :

1° Toute la partie antérieure de la couche optique.

2° La plus grande partie du noyau intra-venticulaire du corps strié.

3° La partie inférieure de la couronne rayonnante.

Obs. XI. Doléris, Soc. anatom., 1876. — Oblitération par thrombose de l'artère cérébelleuse postérieure et inférieure; ramollissement symétrique occupant les deux lobes du cervelet.

M. E..., 56 ans..... Au 50e jour environ, on note :

« La vue est intacte, les pupilles sont égales. »

Le 23. Accès de délire et vomissements, suivis d'un état comateux, avec résolution des quatre membres et un peu de roideur; l'inertie est plus marquée à droite.

« La tête est inclinée à droite ; les yeux sont en déviation conjuguée du même côté. »

Mort dans la journée.

Autopsie.—Foyer de ramollissement à la partie inférieure du cervelet, occupant symétriquement une étendue considérable des deux lobes, mais plus étendu à droite.

Obs. XII. Dussaussay. Soc. anat., 1876. Abcès du cerveau.

Début, 15 jours auparavant environ.

8 décembre. Parésie à droite, etc.

Le 9. Rien aux yeux.

Le 14. « Pupilles égales, pas de strabisme. »

La paralysie droite est maintenant complète.

Le 16, matin : Rien du côté des yeux.

Le soir : « *Chute de la paupière supérieure droite.* »

Hémiplégie droite complète avec hémiplégie faciale inférieure.

Mort dans la nuit du 17 au 18.

Autopsie. — Rien du côté des méninges.

Abcès siégeant à la partie moyenne de l'hémisphère gauche.

Obs. XIII. Dusaussay. Soc. anat., 1876. — Hémorrhagie du centre ovale; contracture ; escharre fessière précoce.

B. M..., 67 ans. Attaque d'apoplexie, état comateux.

« Hémiplégie droite complète flaccide.

« Déviation conjuguée des yeux et du cou (?) à gauche. »

Les jours suivants un peu de contracture, puis, de nouveau, flaccidité.

Autopsie. — Foyer hémorrhagique dans le centre ovale de l'hémisphère gauche.

Obs. XIV. Gardin (1). Th. doct. Obs. 11, p. 52. — Méningite cérébro-spinale tuberculeuse ; début apoplectique en apparence ; rotation de la tête et déviation conjuguée des yeux ; coma ; phénomènes cataleptiformes.

Rosine H..., 37 ans. Le 21. Attaque d'apoplexie (?).

Le 22. Etat comateux, etc.

« La tête est en rotation à gauche, et légèrement penchée sur l'épaule gauche. »

« Les deux globes oculaires sont déviés, le droit en dedans, le gauche en dehors. » (Soit : déviation conjuguée à gauche.)

En même temps, pas de paralysie à gauche, mais un peu de parésie, et un peu de contracture à droite, phénomènes cataleptiformes dans le bras droit.

Le 23. Hémiplégie flaccide et totale à droite.

« Il n'y a plus de déviation de la tête. »

« Nystagmus. » (Pas d'autre mention.)

Le 24. Hémiplégie flaccide, totale, à droite.

« La pupille droite est plus dilatée que la gauche. »

Mort ce jour-là.

Autopsie. — Lésions diffuses, diverses, prédominantes sur l'hémisphère gauche.

Obs. XV. Gelpke. — Obs. rapportée in Revue mensuelle, 1877, p. 389. — Un cas d'abcès du cerveau.

X..., 26 ans. Le 11 novembre Coup de pied de cheval sur le côté droit de la tête.

Le 19. A l'entrée du malade à l'hôpital :

« Paralysie complète du membre supérieur gauche, » etc.

Le pli naso-labial gauche est un peu effacé.

« A gauche, léger ptosis et très-léger strabisme interne. »

Pouls à 72, etc.

Mort le 26.

(1) Gardin : Observations pour servir à l'histoire de la méningite tuberculeuse chez les adultes. Th. Paris, 1873.

Autopsie. — Méningite purulente sur tout l'hémisphère droit. — Ramollissement sur la partie inférieure des deux circonvolutions centrales, etc. En profondeur l'encéphalite s'étend dans le centre ovale jusqu'au corps calleux, et plus bas jusqu'au voisinage seulement du corps strié ; il y a du pus dans le ventricule latéral droit.

Obs. XVI. Glicky. — Obs. traduite par M. Duret et publiée par lui in Progrès médical, 1876. Sur la pathologie de l'écorce cérébrale ; un cas de localisation ; gliome à la surface de l'hémisphère droit.

X..., 15 ans. Début, en mai 1874, par des spasmes chroniques et des attaques convulsives dans le côté gauche du corps.

De mai à octobre, convulsions fréquentes dans la moitié gauche du corps, y compris la face ; tendance à la paralysie des membres de ce côté.

En octobre, on note :

Le 2. « Secousses dans la langue, et dans la jambe *gauche.* »

Le 4. « Secousses dans la langue, le cou et dans le bras *gauche.* »

Le 16. « Pendant quelques minutes, la tête et les yeux se convulsent *à gauche.* » (C'est la seule fois que ce fait fut constaté pendant toute la durée de la maladie.)

Mort le 30 avril 1875.

Autopsie. — L'hémisphère gauche est tout à fait normal.

Hémisphère droit : adhérence de la dure-mère à l'écorce, au niveau du lobe pariétal ; à ce niveau, infiltration caséeuse qui a détruit l'écorce dans les régions suivantes :

Les deux circonvolutions centrales.

La partie voisine des trois circonvolutions frontales.

La circonvolution pariétale supérieure et la circonvolution supra-marginale.

Obs. XVII. Griesinger. — Obs. rapportée par Charcot et Pitres, loc, cit., p. 369.—Epilepsie partielle débutant par le membre inférieur ; kystes hydatiques dans le cerveau,

X..., 41 ans. Accès de convulsions cloniques, datant de quelque temps.

A la clinique de Griesinger, on constate les faits suivants :

« Les mouvements volontaires de la jambe peuvent provoquer un accès convulsif étendu à tout le côté *droit* du corps.»

« Pendant l'accès, la tête et les yeux se dirigent *à droite.* »

« Les pupilles se dilatent, deviennent immobiles. »

Dans l'intervalle des accès, les deux membres du côté droit sont complètement paralysés (il n'est rien dit des yeux)

A l'Autopsie, un kyste hydatique, de 4 centimètres, appliqué sur le côté gauche de la grande face (?) du cerveau. A la surface du même hémisphère (gauche) et sur la partie postérieure du lobe pariétal et sur le lobe frontal, cinq autres kystes gros comme des haricots.

Obs. XVIII. Gübler. — De l'hémiplégie alterne, etc. Obs. 1.

Hémiplégie droite.

Hémiplégie faciale gauche. « L'œil gauche ne peut se fermer qu'à demi. » (Au bout de quelque temps, il survient des troubles trophiques du côté de la cornée.)

Autopsie.—Tumeur du pont de Varole avec ramollissement circonvoisin, portant en grande partie sur la moitié gauche de la protubérance.

Le tronc du facial ne paraît point ou peu altéré.

Obs. XIX. — Gübler, loc. cit., obs. 3 (empruntée à Lallemand : Recherches anatomiques sur l'encéphale, obs. XIII).

« Ptosis à gauche, paralysie complète (?) de l'œil gauche. »

« Parésie à droite, c'est-à-dire dans le côté droit du corps. »

Autopsie. — Dans la couche optique droite, ramollissement brunâtre de 1 centimètre.

A gauche, plusieurs points du corps strié et de la protubérance sont ramollis.

Obs. XX. Hahn. — Recherches sur la méningite tuberculeuse et le traitement de cette maladie. Archives générales de médecine, 1849, obs. 5. — Méningite tuberculeuse, etc.

J. K..., 3 ans. Au 10e jour environ :

« Attaque épileptiforme avec prédominance à gauche (et suivie de paralysie de ce côté). »

Deux jours de suite une série d'attaques semblables pendant lesquelles :

« La tête était toujours fortement contournée vers l'épaule gauche. » Et depuis le dernier accès elle resta dans cette position.

Les deux jours suivants, état comateux, pendant lequel : « les membres du côté *gauche*, quoique paralysés, se roidissaient *spasmodiquement* et restaient inflexibles pendant des heures entières.»

« Les yeux se tournaient souvent avec violence vers le côté *gauche*. »

« Les pupilles qui avaient été resserrées les premiers jours restent désormais fortement dilatées. »

Autopsie.— La pie-mère est partout infiltrée d'un épanchement gélatineux, verdâtre, épais. De plus, deux foyers intéressant la substance cérébrale, à gauche (?).

Nota. — Comme il y a eu du côté *gauche*, non-seulement des convulsions, mais de la paralysie, on peut se demander si ce n'est pas un lapsus qui a fait placer dans l'hémisphère *gauche* cette lésion de la substance cérébrale.

Obs. XXI. Hanot. Note sur l'évolution thermique et la rotation conjuguée, etc. Soc. Biologie, 1872, obs. 1. — Paralysie générale ; attaque apoplectiforme, etc.

Le 19. Attaque apoplectiforme :

« Déviation des yeux à gauche et rotation de la tête du même côté. »

Relâchement des quatre membres.

Le 20. Le bras droit est inerte, le bras gauche exécute quelques mouvements volontaires ; la déviation persiste.

Le 21. Attaque épileptiforme : Convulsions cloniques prédominantes à droite.

(Nota.—Il n'est rien dit de la déviation conjuguée à ce moment). Plus de phénomènes convulsifs à partir de ce moment.

Obs. XXII. Jackson. Obs. rapportée par Landouzy, th. doct., p. 179, obs. 61. — Crampes et convulsions des membres droits suivies de paralysie droite ; convulsions du bras droits, commençant par des crampes dans les doigts ; parole difficile ; tête et bouche tournées à droite; hémiplégie droite; gliôme occupant les circonvolutions du lobule pariétal, partie supérieure du sillon de Rolondo.

Pendant une série d'attaques épileptiformes, on note :

« Toutes avaient débuté par des mouvements saccadés de la main *droite*, la secousse agitait le bras en montant, puis le corps en descendant dans la jambe *droite*. Le côté *droit* du visage était atteint, mais non le gauche, »

« Les yeux étaient tournés vers *la droite*. »

(Il n'y avait jamais rien de gauche.)

Autopsie. — L'hémisphère gauche renferme plusieurs tumeurs.— La plus grosse est située dans la partie supérieure du lobe pariétal gauche, tout près de la scissure médiane, etc.

Obs. XXIII. Landouzy (1), th. doct. Obs. 2, p. 36. — Méningite tuberculeuse ; convulsions cloniques de la face inférieure gauche ; déviation de la tête et des yeux à droite; légère contracture du membre inférieur gauche ; convulsions cloniques de toute la face gauche et des membres gauches (épilepsie hémpilégique) ; hémiplégie gauche flasque, totale.

Boutier Urbain, 5 ans. Au 15e jour environ de la maladie :

Le 27. Pupilles égales, insensibles, dilatées.

Dans l'après-midi :

« L'enfant est pris de mouvements cloniques rapides dans le côté gauche de la face. » — « La face s'incline légèrement à droite. »

« Les paupières sont largement ouvertes; les pupilles, également dilatées, sont insensibles à la lumière.

« Les yeux sont tournés en dehors et à droite.

« Nous faisons reposer la tête sur la joue gauche, les yeux suivent le mouvement de la tête, se portent à gauche, puis, insensiblement, se reportent en dehors et à droite pour rester fixés dans cette position.

(1) Landouzy. Contribution à l'étude des paralysies, etc. Th. Paris, 1876.

« La tête placée dans la rectitude absolue, reposant sur l'occiput, même déviation des yeux en dehors et à droite. »

« Ni résolution, ni contraction des membres (sauf un peu de contracture dans les doigts de la main gauche et un peu de roideur dans le coude gauche). »

A 3 heures : « Les convulsions cloniques s'étendent à tout le côté gauche du corps. Les yeux sont tournés en dehors et à droite, un peu de roideur des muscles du cou.

Le 28. « Les yeux regardent un peu en dehors et à droite.

La bouche est tirée à droite; résolution musculaire complète dans les membres gauches. »

« Pupilles également dilatées, insensibles. »

Mort le 29 matin.

Autopsie. — Lésions *maxima* à la face convexe de l'hémisphère droit.

A la base, opacité et teinte verdâtre des méninges, etc.

Obs. XXIV. Landouzy, loc. cit. obs. 87, p. 224. — Phthisie pulmonaire; méningite tuberculeuse ; parésie, puis paralysie de la jambe droite; paralysie progressive, mais incomplète du bras droit; lésions prédominantes sur les circonvolutions pariétales gauches.

Bourgeon, 40 ans. Vers la quatrième semaine de la maladie, environ, et deux jours avant la mort, on note :

« Pupilles resserrées, surtout à gauche. » Face congestionnée. « Un peu de prolapsus de la paupière supérieure gauche. »

Le lendemain : « le synchronisme de la paupière droite et gauche n'est pas absolu; quand le malade veut cligner, la paupière gauche est un peu en retard sur la droite (1). La conjonctive de ce côté est un peu plus congestionnée. »

Autopsie. — Lésions diffuses des méninges. Lésions des circonvolutions pariétales gauches.

Pédoncules cérébraux, protubérance, bulbe, sains.

(1) Cette particularité nous semble se rapporter à une parésie de l'orbiculaire des paupières plutôt qu'à la paralysie du releveur.

Obs. XXV. Legendre. Recherches anatomo-pathologiques et cliniques sur quelques maladies de l'enfance, Paris, 1846. Obs. 6, p. 58. — Méningite tuberculeuse se manifestant brusquement au milieu de toutes les apparences de la santé. Mort le treizième jour.

Lavigne, 12 ans. Le 9 (dixième jour de la maladie) :

« Les pupilles sont égales, non dilatées, de 2 millimètres environ. »

Le 10. « L'impression de la lumière paraît pénible. »

Le 11. « Les orbiculaires se contractent bien. »

« La pupille droite est un peu plus dilatée que la gauche. »

Le soir. « La paupière supérieure droite est presque entièrement abaissée (ptosis), et quand on veut la relever *elle n'offre aucune résistance* (paralysie de l'orbiculaire) ; celle de gauche se relève complètement et résiste avec force. »

« La pupille droite est dilatée au point que l'iris est presque effacé ; elle est immobile ; la gauche n'est pas dilatée, elle est mobile. »

Le matin, on avait remarqué un peu de parésie des muscles de la commissure labiale droite.

Le 12. « Pupille droite dilatée, immobile. »

« La vue continue à bien s'exercer du même côté. »

Le 13. Mort.

Autopsie. — A la convexité, rien qu'un petit point blanc grisâtre de substance plastique à gauche. A la base, exsudats abondants s'étendant depuis la partie antérieure du chiasma jusque sur la protubérance.

Obs. XXVI. Lépine. Revue mensuelle, 1877, p. 909. — Paralysie glosso-labiée ; lésion des deux noyaux ventriculaires et des capsules externes.

Virginie B..., 51 ans.

1re *partie de l'observation.*

Début probable, en 1871.

En 1877, 5 janvier, on note :

« Les mouvements des paupières sont intacts, rien du côté des yeux ; acuité et champ visuel à peu près normaux. »

Le 8 mars. Cinq accès d'épilepsie, de dix à quinze minutes chacun, séparés par des intervalles de coma, de durée à peu près égale.

L'accès commence par des secousses dans les doigts de la main droite ; puis, rapidement, les *deux bras* et les *deux jambes* se roidissent ; « *la figure se tourne à droite. tandis que les yeux regardent à gauche,* » ensuite, des mouvements cloniques suivis d'un coma de dix minutes.

Les cinq accès se ressemblent ; seulement :

Dans les deux premiers : « la figure est tournée à droite et les yeux à gauche. »

Dans les trois derniers : « la face est déviée à gauche et les yeux à droite. »

2e *partie.*

Le 26 juin. Perte de connaissance :

« Les yeux (et la bouche) sont tirés à *droite.* » Puis, petites secousses dans la main *droite*, suivies de rigidité du bras et de la jambe *droite.*

Côté gauche immobile.

Mort le 28 juin.

Autopsie. — Hémisphère droit : 1° ventricule latéral un peu dilaté, contenant une assez grande quantité de sang ; 2° foyer séreux sur la limite externe du noyau lenticulaire, etc., etc. Un autre plus petit dans la deuxième portion du noyau lenticulaire.

Hémisphère gauche : 1° ventricule latéral rempli de sang coagulé ; 2° foyer ocreux, symétrique du précédent ; 3° de plus, foyer récent dans l'intérieur de la couche optique, complètement dilacérée ; c'est lui qui a amené l'hémorrhagie ventriculaire et la mort.

Obs. XXVII. Lépine, obs. 3, p. 39. — Attaque d'apoplexie ; convulsions épileptiformes ; petits foyers dans la partie supérieure de la circonvolution pariétale ascendante.

Reugnet, 61 ans.

1re *partie de l'observation.*

Premiers accidents en 1866, suivis de parésie à droite.

Le 13 décembre 1866. Accès épileptiforme. Mouvements convulsifs de la face ; le bras droit est en même temps agité de mouvements convulsifs. Quelques heures après, on constate :

Une certaiue roideur du bras droit.

Déviation de la face à gauche. Pas de déviation des yeux.

2e *partie.*

Le 22 février 1867. Attaque, avec convulsions cloniques dès le début.

Un quart d'heure après, on constate : « mouvements oscillatoires de la tête; les deux muscles sterno-mastoïdiens sont convulsés. »

« Les yeux sont ouverts, fixes et regardent *à droite.* »

« Les divers muscles de la face, surtout du côté gauche, sont agités de convulsions (il existe une paralysie faciale à droite). »

« Les deux membres supérieurs, surtout le *droit*, sont agités de mouvements convulsifs. »

« Au bout de quelque temps, les mouvements augmentent du côté gauche, *sans cependant atteindre l'intensité de ceux du côté droit;* puis, convulsions générales à forme clonique. »

Par moments, résolution complète de quelques minutes, puis une nouvelle période de convulsions cloniques recommence; les *mouvements convulsifs siègent surtout à droite.*

Le 23 février (c'est-à-dire le lendemain). Même état que dans les moments de calme d'hier.

« Face tournée à gauche; les yeux roulent en tous sens, surtout du côté droit (sorte de nystagmus). »

« Le bras droit est rigide dans l'extension. *Aucun mouvement convulsif.* Tous les autres membres sont flasques. »

Le 24. Tous les membres sont flasques. Il y peut-être un peu de rigidité dans le coude droit. « *La tête et les yeux sont déviés à gauche.* » Pas de mouvements convulsifs.

Mort le soir.

Autopsie. — Hémisphère gauche : « sur la circonvolution pariétale ascendante, près de la scissure interhémisphérique, un foyer de couleur ocreuse, un peu déprimé (ne ressemblant pas à une plaque jaune). Les noyaux intra et extra-ventriculaires du corps strié renferment un petit foyer hémorrhagique ocreux. »

Réflexions de M. Lépine. — « Il paraît certain que le petit foyer du corps strié répond à l'ancienne attaque d'apoplexie. Le foyer périphérique de la circonvolution pariétale ascendante gauche répond à la deuxième attaque (13 décembre 1866), qui s'est accompagnée de mouvements épileptiformes à droite. Enfin, le 22 février, attaque épileptiforme très-violente, dans laquelle les convulsions prédominent à droite. »

Obs. XXVIII. Marot. Soc. anat., 1875. — Tumeur de la protubérance annulaire; hémiplégie et hémianesthésie.

L... (Madeleine), 40 ans. En décembre 1874 :

« Le malade accuse de la diplopie, alors qu'on ne constate encore aucune déviation oculaire. »

« Mais bientôt on constate sur l'œil droit une déviation en dedans (paralysie de la sixième paire), avec diplopie persistante. »

Un peu après, à la fin de décembre, hémiplégie incomplète, qui s'établit graduellement à gauche, dans les membres et la face. De plus, hémianesthésie gauche.

(*Nota.* — La paralysie de la sixième paire était donc alterne).

Dans le courant de janvier 1875, l'hémiplégie alterne s'accentue, tant pour le muscle droit externe que pour les membres.

En février, on note :

« Acuité visuelle normale; distinction des couleurs et des objets satisfaisante. »

« Toujours de la diplopie, à certains moments; l'œil droit se maintient sur la ligne médiane, c'est-à-dire regardant directement en avant; mais le plus léger mouvement d'abduction de la pupille ne peut se faire. »

« La conjonctive et la cornée sont insensibles. »

« L'examen ophthalmoscopique montre que le fond de l'œil est le même à droite et à gauche. »

« Les pupilles ont bien obéi à l'action de l'atropine; mais quinze jours après elles sont à peine revenues d'une façon appréciable. »

Le 5 mars :

« Presque du jour au lendemain, il s'établit une chute très-marquée de la paupière supérieure droite, mais le globe oculaire conserve toujours sa position directe en avant. »

Mort le 10 mars, sans phénomènes nouveaux.

Autopsie. — Deux tumeurs de nature tuberculeuse :

L'une, peu volumineuse, située assez superficiellement sous la face convexe de l'hémisphère droit (et n'ayant certainement donné lieu à aucun des troubles observés) ;

L'autre, dans l'épaisseur de la moitié droite de la protubérance et faisant saillie dans le quatrième ventricule.

La moitié droite est occupée presque tout entière par cette tumeur, qui a 2 centimètres de diamètre et qui est parfaitement distincte de la substance nerveuse refoulée à sa périphérie.

Le plancher du quatrième ventricule est complètement refoulé à gauche par la tumeur; elle atteint et refoule le pédoncule cérébelleux inférieur.

(*Nota.* — La tumeur s'étendait donc assez bas, pour comprimer la sixième paire, soit à son origine, soit dans son trajet intra-bulbaire).

Enfin, la tumeur remonte jusqu'au niveau du sillon antérieur de la protubérance, et, d'autre part, le pédoncule cérébral droit est presque entièrement ramolli et rosé, depuis la protubérance jusqu'au sommet de la couche optique.

(*Nota* 2.— La troisième paire a donc pu facilement être atteinte soit par la tumeur elle-même, soit par le ramollissement du pédoncule).

Réflexions de M. Charcot, à la séance de la Soc. anat. : « Ce cas vient à l'appui de la distinction qui a été faite théoriquement entre l'hémianesthésie de cause cérébrale et l'hémianesthésie de cause bulbaire ou pédonculaire.

« La première intéresse toute une moitié du corps et s'accompagne d'amaurose et d'anosmie.

« Dans la seconde, les sens supérieurs (l'acuité visuelle, en particulier) sont respectés, par suite même du siége de la lésion. »

Obs. XXIX. Martin Hippolyte. Soc. anat., 1877. — Tubercules solitaires du cervelet et de la protubérance.

L... Jean, 6 ans. Époque du début non déterminée.

Le 26. Affaiblissement des quatre membres.

Sensibilité générale conservée.

« Il y a une chute manifeste, mais incomplète de la paupière supérieure gauche, avec strabisme interne très-marqué de l'œil correspondant. »

« Les pupilles sont à peu près égales, moyennement dilatées.

Le malade paraît y voir des deux yeux.

Le 28. « On constate une parésie faciale gauche. »

Du 2 au 10 du mois suivant :

« La chute de la paupière supérieure et le strabisme sont bien plus marqués. » L'hémiplégie faciale est complète.

Du 10 au 20. « L'œil gauche ne présente plus qu'une ouverture palpébrale de quelques millimètres.

Mort le 25.

Autopsie. — Rien à signaler pour les méninges ni pour les hémisphères.

Cervelet : masse caséeuse énorme dans le lobe gauche ; la substance nerveuse est réduite à une sorte de coque autour de la tumeur. Rien à droite.

Protubérance : dans la moitié gauche, un tubercule du volume d'une aveline. Rien à droite.

Obs. XXX. Piéchaud (Th). Soc. anat., janvier 1878. — Hémorrhagie de la partie antérieure des 3 circonvolutions frontales gauches, sans aphasie.

B..., 22 ans. ... Hébétude, prostration. Résolution générale plus prononcée à gauche. Légère parésie faciale gauche.

« Chute de la paupière supérieure gauche. »

« La pupille gauche est plus dilatée que la droite (l'œil droit est complètement sain). »

Autopsie. — 1° Vaste épanchement sanguin sous la dure-mère ; 2° au niveau de la base, caillot qui comprime la moelle allongée sur sa face inférieure et ses deux faces latérales, surtout la gauche ; 3° hémorrhagie de la pulpe cérébrale, au niveau des circonvolutions frontales, avec intégrité de leur partie postérieure.

Obs. XXXI. Pierret. — Essai sur les symptômes céphaliques du tabes dorsalis. Paris, 1876, obs. 4, p. 33.

Vachin, 38 ans. Début en 1870. Peu après :

« Légère paralysie des muscles de l'œil gauche, diplopie. »

« Flammes, vertiges oculaires. »

« Épiphora (par hypersécrétion). »

En 1873. « Chute de la paupière supérieure gauche, affaiblissement de la vue. »

En 1874. « Atrophie des deux pupilles (Galezowski) ; anesthésie de la conjonctive et de la paupière. »

Pas d'autopsie.

Obs. XXXII. Pitres. Soc. Biologie, 1876. — Hémorrhagie cérébrale ; attaque d'apoplexie sans phénomèmes paralytiques ni convulsifs dans les membres ; déviation conjuguée des yeux.

X..., 53 ans. En 1872. Hémiplégie gauche, suivie de contracture secondaire.

En 1876. Attaque d'apoplexie :

« Forte déviation conjuguée des yeux et de la face vers le côté gauche. »

Pas d'hémiplégie à droite; pas de modifications notable dans l'état des membres contracturés (côté gauche).

Autopsie. — A droite, foyer ancien au lieu d'élection, en dehors du noyau lenticulaire, et atteignant la capsule interne dans son tiers moyen.

A gauche, foyer d'hémorrhagie siégeant au-dessous du noyau lenticulaire et de la couche optique, au voisinage du plancher de l'étage inférieur du ventricule latéral (en dehors, par conséquent, des régions qui renferment le faisceau moteur de l'expansion pédonculaire).

Réflexions de M. Charcot, à la séance de la Soc. de biologie :

« ..... La lésion s'étant faite vers une région inférieure, le tableau clinique a changé *et, pour tout symptôme, on a eu* (au lieu de l'hémiplégie flaccide, etc.) : l'apoplexie avec *déviation de la tête et des yeux.*

Obs. XXXIII. Prévost, loc. cit., obs. 4, p. 19. — Apoplexie; mort en 5 jours; hémiplégie gauche avec contracture; rotation passagère de la tête et des yeux à droite, sans roideur du cou; ramollissement superficiel de l'hémisphère droit avec extravasation sanguine sous-méningée ; oblitération du sinus latéral droit.

Marie-Marguerite A..., 88 ans. Le 21. Apoplexie; hémiplégie gauche avec légère contracture.

« La tête est dirigée indifféremment à droite ou à gauche, les yeux sont déviés à droite. »

« La paupière supérieure gauche est à demi fermée. »

« Légère hémiplégie faciale gauche. »

Le 22. « La tête est tournée à droite sans roideur du cou le sterno-mastoïdien gauche est saillant.

« Les yeux sont tournés à droite.

« Les paupières sont demi-tombantes; les pupilles égales. »

Le 23. « Idem. De plus, un peu de nystagmus.

Le 24. « Plus de déviation conjuguée.

« Pupilles contractées, égales.

« Paupières abaissées. »

Mort le 25.

Autopsie. — Hémisphère droit : ramollissement rouge superficiel, siégeant à la partie latérale et postérieure, limité en avant par la scissure de Sylvius. Sous les méninges, extravasats sanguins suivant l'intervalle des circonvolutions, ainsi que le foyer de ramollissement qui est irrégulier et pointillé d'apoplexie capillaire.

Obs. XXXIV. Prévost, loc. cit., obs. 16, p. 31. — Attaque d'hémiplégie gauche, avec un peu de roideur; rotation de la tête et des yeux à droite, avec roideur du cou; tumeur sarcomateuse de l'hémisphère droit.

S..., 45 ans. Attaque d'hémiplégie gauche antérieure.

Le 7 mars. État comateux depuis quelques jours, sans attaque d'apoplexie.

Résolution générale; un peu de contracture du membre inférieur gauche.

« La tête et les yeux sont déviés à droite.

« Les pupilles sont égales.

« La paupière supérieure gauche est un peu abaissée. » (Légère hémiplégie faciale gauche.)

9 mars. « La tête et les yeux sont toujours tournés à droite. Il y a de la roideur de la tête et une tension du muscle sterno-mastoïdien du côté *droit.* »

Mort.

Autopsie. — Hémisphère droit. Tumeur sarcomateuse du volume d'un œuf de pigeon occupant le centre blanc, en arrière du sillon de Rollando, le long de la scissure interhémisphérique et recouverte par une mince couche de substance grise.

Obs. XXXV. — Prévost, loc. cit., obs. 24, empruntée à Pommeau. Du rôle de l'inflammation dans le ramollissement cérébral, th. Paris, 1866. — Attaque d'hémiplégie gauche avec l'accidité; rotation énergique de la tête et des yeux à droite, avec roideur du cou; ramollissement du centre ovale et du corps strié droit.

Le 26. Attaque; hémiplégie gauche flaccide.

Le 27. « La tête est fortement tournée à droite. Si on la porte à gauche, elle reprend rapidement sa première position, comme si elle était mue par un ressort. Les yeux sont tournés du même côté. »

« Le sterno-mastoïdien *droit* est contracturé. »

(Légère parésie faciale à gauche).

Le 28. Même chose pour la tête et les yeux. Coma.

« La *paupiere gauche est tombante.* »

Le 31. Même chose pour la tête. « Elle reprend cette position quand on la porte à gauche. » Mort.

Autopsie. — Hémisphère droit : piqueté d'apoplexie capillaire sur plusieurs circonvolutions des lobes frontaux et pariétaux. Ramollissement blanc du noyau intra-ventriculaire du corps strié.

Obs. XXXVI. Prévost, loc. cit., obs. 41, p. 58. — Attaque d'hémiplégie droite avec flaccidité; rotation de la tête et des yeux à gauche, avec roideur du cou; mort en quatre jours ; ramollissement du corps strié gauche ; oblitération de la sylvienne.

M..., 84 ans. Le 31. Apoplexie; hémiplégie flaccide à droite ; hémiplégie faciale droite.

« La tête et les yeux sont tournés à gauche. »

« La *paupière supérieure droite est notablement abaissée.* »

Le 2. Même état. Même déviation.

« Les paupières sont demi-tombantes. »

Le 3. Coma. Mort.

Autopsie. — Hémisphère droit, sain.

Hémisphère gauche : ramollissement du corps strié; oblitération de la sylvienne.

Obs. XXXVII. Prévost, loc. cit., obs. 45. — Ancienne hémiplégie gauche; nouvelle attaque; paralysie gauche (?) complète avec contracture; rotation de la tête et des yeux à droite, qui ne dure qu'un jour; amélioration; mort quelques mois plus tard dans une nouvelle attaque d'hémiplégie droite, sans déviation oculaire; foyer ancien limité au corps strié.

Hémiplégie gauche antérieure et encore existante.

Le 24 juin. « Attaque apoplectiforme, avec mouvements convulsifs et roideur dans le bras droit (?) (1). Coma profond. »

« La tête est tournée à droite; les yeux sont dirigés en haut et à droite. »

« La malade peut remuer son bras droit et le porter à sa tête. »

Nécropsie. — Foyer ancien limité au corps strié (droit).

(1) C'est « bras gauche » qu'il faut lire; le sens de l'observation l'indique.

Obs. XXXVIII. Prévost, loc. cit., obs. 52, p. 69. — Attaque apoplectique; hémiplégie droite avec flaccidité; rotation de la tête et des yeux à droite; la face se tourne ensuite du côté gauche; ramollissement du côté gauche de la protubérance.

Marie M..., 70 ans. Le 22 avril. Prodromes; faiblesse du côté droit.

Le 25. « Hémiplégie flaccide nette, à droite. Les yeux et la face sont tournés à droite, sans roideur du cou. »

Le 26. « Les yeux sont dirigés à droite, avec nystagmus. La face est tournée du côté gauche. »

Le soir. « La face est tournée à gauche; les yeux sont tournés un peu à droite. Nystagmus. »

Le 27. « Agonie. Face tournée fortement à gauche. Mort. »

Nécropsie. — Au côté gauche de la protubérance, étage moyen; mais près de la face inférieure, un petit foyer de ramollissement.

Obs. XXXIX. Raymond. Soc. anat., 1875. — Hémianesthésie de cause cérébrale.

Hunger, 89 ans. Attaque d'apoplexie. Coma profond.

« La tête est tournée dans la rotation à droite et inclinée sur l'épaule droite. Les yeux sont tournés sur l'épaule gauche. »

Hémiplégie droite, incomplète, flaccide.

Hémianesthésie.

Autopsie. — Hémisphère gauche : foyer hémorrhagique linéaire en arrière et en dehors de la queue du corps strié, etc., etc.

Obs. XL. Raymond (1). Th. doct., 1876; obs. 21, p. 58. — Hémorrhagie cérébrale; accès choréiformes.

Grassin (Marie), 86 ans. Le 18 mars. Les membres sont le siége *de mouvements saccadés*, principalement *le gauche;* mouvements convulsifs de la face *du côté correspondant.*

« Les yeux sont tous deux dirigés vers *la gauche;* la malade peut momentanément leur imprimer des mouvements de rotation; mais ils reprennent aussitôt leur direction habituelle. »

(1) Raymond. Etude anatomique, physiologique et clinique sur l'hémichorée, l'hémianesthésie et les tremblements symptomatiques. Th. Paris, 1876.

Le 19. « Les mouvements des membres sont maintenant limités au membre supérieur *gauche.* »

Le 24. « Les mouvements ont disparu. »

Mort le 17 avril.

Autopsie. — L'hémisphère gauche n'offre rien d'anormal.

Hémisphère droit : deux foyers de ramollissement superficiels. Trois foyers d'hémorrhagie : deux superficiels, dont l'un sur la partie externe de la circonvolution marginale ; un profond, ancien, et considérable, dans le milieu de la corne occipitale, au-dessous du ventricule latéral.

La couche optique et le corps strié sont respectés.

Obs. XLI. Raymond (*ibidem*), obs. 20, p. 55. — Hemichorée ; ramollissement cérébral.

Borel (Julie), 75 ans.

(1re *partie de l'observation.*)

30 mars 1868. Apoplexie ; coma.

« La face est grimaçante ; on y remarque de petites secousses rapides surtout du côté droit. »

« Les muscles du cou, du côté correspondant, sont agités de secousses analogues, existant aussi dans le membre supérieur droit, qui est un peu roide et est ramené à chaque instant à angle droit vers la poitrine. »

« Le membre inférieur droit offre aussi des secousses correspondantes à celles décrites plus haut. »

« La tête est déviée fortement à droite ; elle s'y maintient par une contraction violente des muscles de la partie latérale du cou. »

« Les yeux sont animés sur place de mouvements oscillatoires rapides. »

2° *partie.* — 3 août. Attaque, le matin. Dans la journée, on constate :

« Secousses *convulsives* du côté *droit* : face, tronc, bras, cuisse, jambe.

« La tête est fortement penchée vers *la droite;* les yeux sont déviés *de ce côté.* »

Autres attaques ultérieures.

Mort le 17 avril 1869.

Autopsie. — Hémisphère gauche : foyers multiples de ramollissement. Foyer principal au niveau de la partie postérieure de la couche optique et des régions avoisinantes.

Hémisphère droit : petit foyer de ramollissement sur la face inférieure des circonvolutions les plus postérieures du lobe occipital. Pas de lésions de la couche optique, du corps strié, ni des pédoncules.

Rien à noter dans les autres parties de l'encéphale.

Obs. XLII. Redier (1), th. doct., 1871, obs. — Hémiplégie droite d'emblée; vomissements le dixième jour aprés l'entrée à l'hôpital ; fièvre presque continue, point de céphalalgie au début. Extension de la paralysie au côté gauche ; sensibilité conservée; perte momentanée de la parole ; roideur douloureuse de la nuque ; résolution générale; coma ; mort le vingt-quatrième jour; granulations de la pie-mère, ramollissement cérébral à gauche ; granulations dans divers organes

18 mars (5e jour des symptômes) :

« Pupilles contractées. » Parésie à droite.

Le 30. Aggravation de la parésie droite.

6 avril. « *Prolapsus de la paupière supérieure gauche.* » Paralysie complète à droite.

Le 8. « Dilatation et immobilité des pupilles. »

Autopsie. — Hémisphère gauche : à la partie moyenne de la surface convexe, infiltration de matière opaque ; foyer phlegmoneux dans la substance blanche médullaire, correspondant à l'infiltration précédente.

Hémisphère droit : granulations confluentes à la surface.

Rien à la base.

Obs. XLIII. Rendu (1). Th. doct. Paris, 1873, obs. 2, p. 41. — Accidents convulsifs simulant une attaque d'hémorrbagie méningée ; paralysie passagère ; guérison rapide.

X..., 12 ans. Cette enfant est amenée à l'hôpital dans un état comateux :

« Tout le côté droit est contracturé, le gauche également, mais beaucoup moins.

(1) Quelques observations d'affection tuberculeuse aiguë de la piemère chez les adultes.

(2) Rendu. Recherches cliniques et anatomiques sur les paralysies liées à la méningite tuberculense.

« De temps à autre les membres sont secoués par des *mouvements saccadés*, surtout prononcés *à droite.* »

« Les deux yeux sont déviés *à droite.* »

(Pas d'inégalité pupillaire.)

Obs. XLIV. Rendu, loc. cit., obs. 7, p. 97. — Méningite tuberculeuse; développement graduel d'une paralysie de la troisième paire à droite et d'une hémiplégie incomplète du côté gauche; ramollissement de l'extrémité antérieure du lobe sphénoïdal droit; oblitération des artères.

Malpoux (Pauline), 12 ans. Au 12e jour environ de la maladie :

Le 26. « Photophobie. »

Le 27. « Diplopie, inégalité pupillaire. »

Le 29. « A l'ophthalmoscope, tubercules de la choroïde des deux côtés, plus nombreux et plus nets à droite. »

Le 31 (deux jours avant la mort). « Ptosis à droite; les plis de l'orbiculaire sont effacés. »

1er mai. « Paupière plus tombante. »

Pas de strabisme. Parésie du bras gauche.

Mort le 2.

Nota.—Bien qu'il n'y ait pas eu de déviation oculaire en même temps que le ptosis, on ne saurait affirmer ici l'existence isolée de celui-ci; l'état de la pupille n'est pas noté, et d'ailleurs on avait constaté de la diplopie quelques jours avant. (Voir page 23.)

Obs. XLV (empruntée à la thèse de M. Landouzy) Villard. Soc. anat., 1870, p. 177. — Epilepsie hémiphlégiqne à droite; aphasie; tumeur dd la dure-mère, oans l'épaisseur de la substance de l'hémisphère gauche.

G..., 65 ans. En 1866, tremblement continuel dans le membre supérieur droit.

8 janvier 1870. Attaque épileptiforme.

Le 11. Attaques épileptiformes. Aphasie. Pas de paralysie.

Les attaques se succèdent de cinq en dix minutes; les convulsions sont limitées à la *partie droite du corps :* « le malade soulève d'abord son bras gauche (?) (1); la tête exécute un léger mouve-

(1) C'est « *bras droit* » qu'il faut lire; le sens l'indique suffisamment, puisqu'on lit immédiatement avant que les convulsions sont limitées à la partie *droite* du corps.

ment de rotation du côté gauche, puis elle est ramenée brusquement *à droite*, la commissure labiale est fortement *tirée à droite* les globes oculaires sont fortement *tournés à droite.* »

Bientôt les convulsions s'accentuent davantage, s'étendent à la face, au membre supérieur, au membre inférieur.

A la fin de l'attaque :

Paralysie de tout le côté droit du corps avec léger degré de contraction; face fortement déviée à gauche.

Nota. — Il n'est rien dit des yeux.

Les attaques continuent le lendemain. Mort.

Autopsie. — 1° Méninges très-hyperémiées, surtout au niveau de l'hémisphère gauche; adhérentes en certains points à la surface de cet hémisphère (notamment au niveau du lobe moyen).

2° La moitié antérieure de cet hémisphère (gauche) est occupée dans son épaisseur par une tumeur grisâtre pulpeuse. Elle occupe le lobe moyen, etc., etc.

La tumeur n'a pas altéré la substance cérébrale; elle l'a simplement refoulée et tassée.

Obs. XLVI. Wernher. Obs. rapportée par MM. Charcot et Pitres, loc. cit., p. 372. — Epilepsie partielle débutant par la face ; contusion du cerveau.

X..., 19 ans. 12 janvier. Fracture avec enfoncement au niveau de la région temporale gauche.

Le 13. « *Un peu de parésie de la paupière droite.* »

Le 14. Paralysie faciale à droite, etc., etc.

Convulsions dans les muscles du côté droit de la face; pendant ces convulsions « les paupières s'ouvraient et se fermaient brusquement. »

Mort le 16.

Autopsie. — Enfoncement osseux du temporal gauche, contusion, écrasement de la surface des circonvolutions qui limitent la scissure de Sylvius, etc., etc.

Obs. XLVII. Zenker. Obs. rapportée in Bourneville et Guérard, loc. cit., p. 112, obs. 11. — Accès gastralgiques; faiblesse et tremblement dans les pieds et dans les mains, puis à la tête ; trouble de la parole ; strychnine ; amélioration ; hémiplégie à droite ; à gauche ptosis ; escharres ; mort ; nombreux îlots scléreux.

Dorette Eike, 30 ans. En 1864, 5° année de la maladie (âge, 31 ans) :

6 mars. Attaque apoplectiforme, suivie de :

« Hémiplégie droite. »

« *Ptosis à gauche.* »

Le 7. « Paralysie du membre inférieur gauche, et parésie seulement du membre supérieur », etc.

Le 8. « Le ptosis à gauche persiste. »

« La pupille droite est large, peu mobile. »

Ce jour-là : paraplégie.

Le soir : le ptosis avait disparu.

« Les jours suivants, *le ptosis reparaît et disparaît.* »

« La pupille droite reste dilatée. »

Mort.

Autopsie. Beaucoup de sérosité dans les méninges,

Un peu de pachyméningite ancienne.

Plaques scléreuses disséminées partout, notamment au niveau de l'épendyme, de l'aqueduc de Sylvius et du 4e ventricule.

IIe SECTION.

Observations utilisées dans les diverses parties de notre thèse. — Observations diverses pour servir à l'histoire des symptômes oculaires dans les maladies du système nerveux.

Obs. XLVIII. Bourneville et Guérard. De la sclérose en plaques disséminées, etc. ; obs. IV, p. 30. — Antécédents : chute pendant une grossesse; faiblesse des membres inférieurs; paraplégie; incontinence d'urine; amélioration passagère, recrudescence des symptômes; escharres; diarrhée; pneumonie; mort; autopsie; nombreuses plaques de sclérose (moelle et cerveau).

Beaudoin (Hortense), 41 ans. Vers la 10e ou 12e année, on note :

En janvier. « Depuis une époque que la malade ne peut préciser, la vue aurait baissé, et cela plus à droite qu'à gauche. »

« Parfois, de la diplopie. »

En mars. « Pupilles normales. »

« Vision un peu obscure. »

« Si la malade regarde les objets placés à sa droite, elle les voit doubles ; avec un seul œil, elle les voit tels qu'ils sont. »

(Les dix derniers jours, au cours d'une pneumonie avec complications inflammatoires diverses, on note : une inégalité pupillaire avec dilatation assez considérable d'un côté, mais de sens variable, c'est à-dire tantôt à droite et tantôt à gauche.)

Nota. Dans le relaté de l'autopsie, il n'est rien dit d'explicite concernant les nerfs crâniens, deuxième, troisième et sixième paires.

Obs. XLIV. Bourneville et Guérard, loc. cit., obs. 5, p. 49. — Sclérose en plaques disséminées à forme cérébro-spinale; mauvaise habitation; fatigues physiques; parésie des jambes; tremblement des membres supérieurs; sensibilité intacte; paralysie de la vessie et du rectum; pneumonie; escharres au sacrum; mort; autopsie; plaques de sclérose dans le cerveau et dans la moelle.

Carpentier (E.), 36 ans. — Début probable à 26 ans (dans le cours d'une grossesse). A cette époque, à part une sorte de « barre de bois » que la malade avait devant les yeux, pas de troubles de la vision.

Six semaines après l'accouchement :

« *La vue baisse*, la malade ne peut supporter une lumière vive ; il lui semble que l'œil gauche est fermé (?). Elle consulte M. Desmarres, qui lui dit qu'elle a une congestion du côté du cerveau (?). »

A l'âge de 36 ans, 10e année de la maladie environ :

« Les pupilles sont normales. »

« Pas de diplopie. *Souvent des éclairs passent devant les yeux*. »

« La malade *voit les objets sans reconnaître les détails, et les personnes sans distinguer les traits*. »

A l'autopsie, « les nerfs optiques sont atrophiés, ils ont une teinte grisâtre. »

Obs. L. Charcot (obs. rapportée par Bourneville et Guérard, loc. cit., p. 122, obs. 13. — Début par une attaque apoplectique, suivie d'hémiplégie du côté droit; deuxième attaque trois ans après ; commencement de la contracture dans les muscles du côté droit à la suite de cette attaque; troisième attaque d'apoplexie après un intervalle de deux ans; roideur considérable du membre supérieur droit et des deux membres inférieurs; atrophie superficielle en taches isolées, grisâtres, de la protubérance annulaire; sclérose de la pyramide antérieure gauche; plaque très-étendue de sclérose du cordon latéral du côté droit, dans la région cervicale.

X..., 43 ans. En décembre 1861 (45 ans), la 3e attaque apoplectiforme.

Le 1er janvier 1862. « *Paralysie incomplète du moteur oculaire externe gauche*, déterminant un strabisme interne et une *diplopie* bien manifeste. »

Mort le 7 février.

Autopsie. Au niveau de la pyramide gauche, plaque grise qui passe sans interruption sur la protubérance. Le nerf moteur oculaire externe émerge de ces parties altérées; on ne l'a pas d'ailleurs examiné d'une façon attentive.

Nota. Cette circonstance d'une plaque scléreuse au niveau de l'émergence de la sixième paire nous paraît bien suffisante pour expliquer l'existence de la paralysie du droit externe, et nous ne comprenons pas pourquoi MM. Bourneville et Guérard ont écrit : « Ces troubles (paralysie de la 6e paire), difficiles à expliquer par le siége et la nature des lésions, étaient sans doute en rapport avec une attaque d'hémiplégie droite dont la malade avait été frappée. »

Obs. LI. Charcot. (Obs. rapportée par Bourneville et Guérard, loc. cit., p. 129, obs. 13.) — Début par des étourdissements et de forts maux de tête; quelque temps après, incertitude dans la marche, symptôme d'hystérie; tremblement faisant défaut à l'état de repos mais se manifestant au moindre mouvement; tendance à tomber en arrière; embarrras de la parole; pas de contracture permanente ni d'accès de roideur spasmodique; tremblement de la tête; troubles de la vue; tuberculisation pulmonaire; mort; nombreuses plaques scléreuses dans la moelle et le cerveau.

Vinchon (Adelaïde), 30 ans. La 8e année environ de la maladie, on note :

« *Nystagmus* très-prononcé. »

« *La vue a un peu baissé*, et au même degré des deux côtés. »

« Les pupilles sont contractiles. »

« Il y a parfois de la *diplopie*. »

« La malade dit qu'elle *voit parfois de petites étincelles de feu.* »

Six mois plus tard ; examen ophtalmoscopique :

« A droite, commencement d'atrophie de la papille dans sa moitié interne.

« A gauche, légères dilatations veineuses. »

Le mois suivant, on note :

« *Vue meilleure qu'il y a six mois.* »

« Les yeux dansent moins. Les pupilles sont égales, contractiles.»

Autopsie. — L'aqueduc de Sylvius est entouré par une plaque scléreuse, de laquelle naissent des prolongements qui se perdent dans la protubérance, etc.

Les nerfs crâniens (même ceux qui émergent de la plaque grise) ne présentent aucune altération.

Obs. LII. Chardin. Th. doct., Paris, 1873. Obs. 9. — Méningite tuberculeuse, etc.

A..., 37 ans. Attaque apoplectique. État comateux.

« Rotation de la tête et déviation des yeux à gauche. »

Parésie faciale droite. Membres du côté droit parésiés et un peu contracturés.

Le lendemain, la déviation a disparu.

Autopsie. — Lésions diffuses des deux côtés.

De plus : sur l'hémisphère gauche, une plaque gris jaunâtre paraissant infiltrée de pus.

Nota. La prédominance des lésions du côté gauche semble du reste indiquée par cette circonstance que dans les derniers jours, les membres du côté droit et la face ont présenté une paralysie notable.

Obs. LIII. Cruveilhier. Atlas d'anat. pathol., l. XXXII. — Paraplégie; Dégénération grise de la moelle, du bulbe, de la protubérance, des pédoncules cérébelleux, des couches optiques, du corps calleux, de la voûte à trois piliers (sclérose en plaques disséminées à forme cérébro-spinale.)

Darges, 37 ans. Dans le cours de la 6e ou 7e année, on note : « la malade se plaint *d'avoir la vue affaiblie.* » (Elle avait alors 38 ans.)

A l'autopsie : « la *bandelette optique droite est indurée et grise*, ainsi que l'extrémité antérieure du corps genouillé externe. » etc.

OBS. LIV. David. Gaz. méd. Paris, 1874, p. 609.

B..., 46 ans. Depuis deux ans, crises nerveuses réapparaissant à intervalles de cinq à quinze jours.

Le 15 mai : convulsions de tout le côté gauche. Mouvements convulsifs du cou, de la poitrine, de l'abdomen.

Déviation conjuguée des yeux à droite et en haut.

La connaissance du malade est complète.

Quatre heures après, tout le côté gauche est paralysé, à l'exception de la face.

Il subsiste encore une légère déviation conjuguée des yeux. Le 24 mai, coma. — Mort le 25.

Autopsie. — Méninges fortement injectées ; arachnoïde en quelques points légèrement adhérente au cerveau.

Hémisphère droit ; abcès du volume d'un œuf de poule au niveau des circonvolutions pariétales.

Hémisphère gauche ; au niveau de la queue du corps strié, foyer purulent de la grosseur d'un petit pois.

OBS. LV. Ferrand. Soc. biologie, mars 1862. — Hémorrhagie cérébrale des tubercules quadrijumeaux et du pédoncule cérébral du côté droit dans une méningite tuberculeuse.

Berquier, 10 ans. Au septième jour de la maladie, à peu près ; le 8 : « la pupille gauche est bien plus dilatée que la droite, celle-ci paraît même un peu contractée. »

« La vue de ce côté (gauche) est difficile à apprécier ; la lumière ne fait nullement contracter l'iris qui reste immobile. »

Le 9 et le 10 ; Même état des pupilles.

Pendant ce temps : hémiplégie gauche ; sensibilité obtuse.

Mort le 10.

Autopsie. — Granulations disséminées. Sérosité louche dans les confluents sous-arachnoïdiens. Un foyer hémorrhagique occupe les deux tubercules quadrijumeaux postérieurs, atteint le tubercule quadrijumeau antérieur du côté gauche, et envahit la plus grande partie du tubercule quadrijumeau du côté droit.

La partie postérieure de la couche optique du côté droit est érodée par l'hémorrhagie.

En arrière, le foyer s'étend jusqu'au voisinage du cervelet. Du côté droit, il pénètre dans le pédoncule cérébral et le traverse,

Réflexions de M. Ferrand : « ... Ce fait est confirmatif de l'action croisée des tubercules quadrijumeaux sur la vision. »

« On voit donc la très-haute valeur que, dans un pareil cas, acquerrait la réunion de ces trois signes (l'hémiplégie, l'abolition de la vision et la persistance d'un certain degré de sensibilité obtuse) du même côté, pour indiquer une lésion siégeant sur le pédoncule cérébral et les tubercules quadrijumeaux du côté opposé. »

Obs. LVI. Fieuzal Société médic. de l'Elysée, 1865 et Progrès médic. 1875, p. 539. — Méningite aiguë (probablement tuberculeuse).

X..., 3 mois. Le 14. Premiers et uniques symptômes :

Sur l'œil droit, *rougeur de la conjonctive et œdème des paupières.* »

Le 15. Même chose. De plus : « *chémosis séreux très-prononcé, entourant la cornée.* La conjonctive soulevée laissait voir des plaques hémorrhagiques disséminées sur le globe oculaire. Il y avait en outre une sécrétion séreuse et un écoulement de larmes datant de la veille. »

Peau chaude, Pouls à 160.

Le 16. « Le chémosis a augmenté en même temps que la sécrétion séreuse et l'épiphora; paupières très-indurées et fermées, laissant passer un léger bourrelet de conjonctive entre leur bord libre. Absence complète de suppuration ou même de muco-pus (cela à mon grand étonnement, dit M. Fieuzal; car je pensais à une conjonctivité diphthéritique, cette affection régnant épidémiquement à ce moment-là). »

Compresses glacées en permanence.

Le 17. « L'œdème a considérablement diminué ; on peut entr'ouvrir les paupières et s'assurer que le chémosis a entièrement disparu. Dans la journée l'œil commence à s'entr'ouvrir de lui-même ; la conjonctive redevient transparente. Ce jour-là (pour la première fois), symptômes thoraciques ; — fièvre vive. »

Le 18. « Mouvements oscillatoires convulsifs des yeux. »

« *Parésie temporaire de la sixième paire à droite, produisant un strabisme interne;* cette déviation est fugace, elle disparaît, puis revient pour disparaître de nouveau. »

De plus « les *pupilles se dilatent et se contractent alternativement* » (comme pour accuser, dit M. Fieuzal, l'existence d'un processus morbide cérébral).

Léger trismus.

Trois heures après : même scène constatée de nouveau. A l'ophthalmoscope : « stase veineuse très-prononcée avec œdème rétinien s'étendant tout autour de la papille et soulevant la membrane nerveuse (ainsi qu'on l'observe dans les neuro-rétinites rétro-bulbaires résultant de la gêne circulatoire cérébrale). »

Dans l'après-midi : « mydriase considérable pour les deux yeux. »

Le strabisme convergent de l'œil droit devient permanent. »

Mort dans la nuit du 18 au 19, au cinquième jour. Pas d'autopsie.

Nota. — La communication de M. Fieuzal à la Société médicale de l'Elysée était intitulée : *Du chimosis conjonctival comme signe de méningite.*

Obs. LVII. Forget. Gaz. hebdomad., 19 septembre 1856. — Hémiplégie faciale du côté gauche suivie d'hémiplégie générale du côté droit du corps, puis contracture; mort; tumeur dans la gouttière basilaire; lésion organique de la protubérance annulaire, ramollissement ultime diagnostiqué pendant la vie.

X..., 34 ans. En février 1856 : hémiplégie faciale gauche, caractérisée (?) par : chute de la paupière supérieure, déviation du globe oculaire en dehors.

Insensibilité des téguments et des muqueuses de ce côté. — Le 17 mai. « Œil gauche fixe, saillant, écartant les paupières qui sont *immobiles;* pupilles sensiblement dilatées, non contractiles.

« Lorsqu'on soulève les paupières, l'œil exécute parfois un simple mouvement de rotation sur son axe. »

Légère hémiplégie faciale à gauche. Hémiplégie complète à droite et un peu de parésie à gauche.

Jamais d'ictus apoplectique.

Mort le 15 juin.

Autopsie. — Tumeur fongueuse implantée au niveau de la gouttière basilaire, aplatie de 3 à 4 millimètres d'épaisseur, large comme une pièce de 1 franc, plus épaisse sur son limbe gauche. Sur la face inférieure de la protubérance, empreinte de la tumeur. Dans l'épaisseur, rien à droite; à gauche, tumeur fibroïde superficielle du volume d'une petite olive.

Obs. LVIII. Gauderon. Soc. anat., 1875. — Fracture du rachis (5e et 6e vertèbres cervicales).

D... (Charles), 19 ans. Chute sur la tête en faisant le saut du tremplin dans une salle de gymnase.

Paraplégie, etc., les membres supérieurs peuvent se mouvoir.— La face est vultueuse.

« Les *pupilles sont très-resserrées*, diamètre 1/2 millim. environ.»

La même chose est constatée à quatre ou cinq reprises, et deux heures encore avant la mort; « *elles étaient alors punctiformes.* »

Mort, 31 heures après l'accident.

Autopsie.— Épanchement de sang en dehors de la dure-mère dans toute la hauteur du canal rachidien. Épanchement de sang considérable dans la cavité arachnoïdienne.

La moelle est écrasée, aplatie et semble réduite à ses enveloppes, au niveau de la sixième vertèbre cervicale dont un fragment du corps fait saillie en arrière, dans le canal rachidien, qu'il réduit à la moitié de son diamètre. — La moelle à ce niveau est molle, presque liquide, et de même un peu au-dessus et un peu au-dessous de ce foyer d'écrasement.

Réflexions de M. Charcot, à la séance de la Soc. anat. « On se figure que la moelle doit être très-altérée, et cependant Hutchinson prétend que dans les cas de ce genre, les lésions sont en général très-minimes. C'est un point à vérifier.

Obs. LIX. Gubler. De l'hémiplégie alterne, etc. Obs. 4.

X..., 29 ans. Affection ancienne, datant de 6 à 7 ans.

Paralysie fasciale gauche, totale (c'est-à-dire y compris l'orbiculaire des paupières).

(Le globe oculaire se porte dan tous les sens, excepté en dehors : *Paralysie de la sixième paire à gauche*).

Hémiplégie incomplète à droite.

Pendant les semaines suivantes, l'œil se dévie de plus en plus vers le nez.

Autopsie.— Dans la protubérance, à gauche, tumeur cancéreuse, empiétant sur le bulbe, les pédoncules et le cervelet.

La sixième paire était confondue avec la tumeur.

La facial était comprimé et aplati, etc.

Obs. LX. Gubler, loc. cit., obs. 6.

Étourdissement.

Hémiplégie gauche avec hémiplégie faciale à droite. « *L'œil droit ne pouvait pas se fermer, il resta larmoyant* tout le temps que dura la paralysie. »

Au bout de 5 à 6 jours, la paralysie faciale diminua et elle disparut du jour au lendemain; elle persista dans les membres.

Pas d'autopsie.

Obs. LXI. Herpin. Soc. anatom., 1875. — Abcès du cervelet consécutif à une lésion du rocher.

Croisier, 19 ans. La veille de la mort, on note :

« L'impression d'une lumière vive sur l'œil est manifestement désagréable. »

Réflexions.— On y relève l'absence de tout symptôme cérébral autre que la douleur de tête localisée et la coma de la fin ; en particulier l'absence de tout symptôme oculaire, sauf celui qui est indiqué plus haut.

Autopsie. — Abcès du lobe gauche du cervelet du volume d'une noix.

Obs. LXII. Hervey. Soc. anat., 1874. — Urémie ; hémiplégie faciale droite ; asphyxie ; foyers de ramollissement sur la substance grise de la troisième circonvolution frontale gauche.

Cinq jours avant la mort :

« Parésie faciale à droite. »

« *L'œil droit ne peut se fermer seul;* l'œil gauche peut se fermer isolément. »

Pas de paralysie des membres.

Autopsie. — A l'exception des lésions suivantes, l'encéphale est sain (rien du côté du bulbe ni de la protubérance).

Deux petits foyers de ramollissement sur la troisième circonvolution frontale gauche ; l'un a les dimensions d'une pièce de 20 centimes, l'autre, environ 0,35 milimètres d'étendue.

Obs. LXIII. Hirtz. Soc. anat., 1871. — Lipome de l'encéphale.

Lamy, 21 ans. Début probable en 1871.

En juin 1872 : « la vue commence à se troubler. »

A la fin de 1873 : « la vue se perd complètement du côté droit. »

En décembre 1874 : « la vision baisse encore à gauche. »

En janvier 1875 : « l'œil droit est dévié en dehors. »

« Les deux pupilles sont dilatées.

« A l'ophthalmoscope : atrophie complète de la pupille droite ; atrophie débutante à gauche. »

La vision est assez conservée pour permettre au malade de circuler, sans aide, dans les corridors de l'hôpital.

(Sensibilité intacte ; un peu de parésie du côté droit, vomissements, céphalalgie persistante à droite.)

Nota. — M. Brouardel, en face des symptômes généraux, s'appuyant spécialement sur l'atrophie de la pupille d'une part, et d'autre part sur l'absence de troubles moteurs, se prononce pour une tumeur cérébrale qui aurait son siége au niveau des tubercules quadrijumeaux.

Le 1er mars 1875. État comateux, datant de la nuit.

« Pupilles très-dilatées, strabisme externe de l'œil droit très-marqué. »

Mort le 3 mars.

Autopsie. — Les ventricules latéraux et moyens sont considérablement dilatés et distendus par une hydrocéphalie aiguë ; cette inondation (?) ventriculaire produit à la base du cerveau une sorte de poche transparente, qui s'étend depuis la partie postérieure du chiasma des nerfs optiques jusqu'à l'espace inter-pédonculaire.

(C'est, vraisemblablement, cet œdème aigu qui a occasionné les accidents soudains et à marche rapide des 3 derniers jours.)

Au niveau de l'isthme de l'encéphale, tumeur de la grosseur d'une noix. Par les 2/3 de sa face inférieure, elle repose sur les tubercules quadrijumeaux et le corps genouillé interne du côté droit ; l'autre tiers comprime les tubercules quadrijumeaux à gauche.

(Compression des veines de Galien, par la partie postérieure de la tumeur, peut-être compression légère du nerf pathétique, près de son origine).

L'examen histologique fait présumer que l'on a affaire à un lipome.

Obs. LXIV. Hutinel. Soc. anat., 1874. — Tubercules multiples de cerveau et de la moelle; Symptômes méningitiques accompagnés d'accès épileptiformes et de contractures.

Laurent (Louise), 4 ans 1/2. En mai : premiers symptômes reconnus.

En juin : attaque épileptiforme.

14 juillet. « *L'œil gauche se ferme mal* et est toujours encombré de mucosités. »

Pas de paralysie appréciable de la face.

Le 21. Somnolence, etc.

Un peu de photophobie, congestion rétinienne à l'ophthalmoscope. »

« Strabisme convergent. »

Le 23. « Les deux yeux se ferment mal et sont remplis de mucosités. »

Le 25. « Forte dilatation des deux pupilles. »

Mort le 27.

Autopsie. — A la convexité, méninges congestionnées, mais peu épaissies.

A la base, méninges épaisses, tapissées par des exsudats fibrineux ; granulations tuberculeuses rares. La pie-mère, considérablement épaissie au niveau du chiasma, double le volume de cette partie.

Noyaux tuberculeux, du volume d'une noisette, affleurant la surface des circonvolutions, disséminés à droite et à gauche, très-nombreux, durs ou ramollis, quelques-uns dans la substance blanche du centre ovale. Rien dans le mésocéphale. Cinq tubercules dans le cervelet. Deux dans la moelle.

Obs. LXV. Jean Alf. Soc. anat., 1876. — Troubles de la cinquième et de la septième paire dans le cours de l'ataxie locomotrice.

R... (Sophie), 55 ans.[1] « L'affection débuta par une paralysie du moteur oculaire commun avec chute de la paupière supérieure. Bientôt survinrent de la diplopie, de l'amblyopie et du strabisme externe » (1864).

Au commencement de 1874 :

Hémiplégie faciale droite « avec paralysie de l'orbiculaire. »

En décembre 1874, on note :

« L'œil reste ouvert par suite de la paralysie de l'orbiculaire; il est saillant et les paupières sont renversées en dehors; les larmes se répandent sur la joue. »

« La conjonctive est injectée depuis le début de cette paralysie faciale; on y remarque de gros vaisseaux dirigés en tous sens. Cette injection s'étend au-devant de la cornée, qui présente une opacité très-marquée, surtout dans sa moitié inférieure. »

« La pupille est normale ; elle n'est ni plus dilatée ni plus rétrécie que la gauche. »

« Le globe oculaire est encore le siége de douleurs névralgiques, pendant lesquelles l'injection de la conjonctive est plus marquée.

« La sclérotique et la cornée sont insensibles, et par le toucher on détermine un mouvement de clignotement involontaire. »

Pas d'autopsie.

Réflexions de M. Jean. « Il est vraisemblable de regarder ces phénomènes : troubles trophiques du côté de l'œil, comme dépendant de l'irritation du trijumeau ; irritation qui est bien différente de la section et qui s'explique par l'extension de la sclérose médullaire aux régions bulbaires. »

Obs. LXVI. Joffroy. Mémoire Soc. biologie, 1869. — Sclérose en plaques à forme cérébro-spinale; attaques apoplectiformes; absence de nystagmus; tremblement de la tête très-peu marqué, etc.

Vers la huitième année de la maladie : « l'examen des yeux, maintes fois répété, *n'a jamais permis de voir se produire le nystagmus*, même en cherchant à le provoquer. »

Pendant quelques semaines avant la mort : « la pupille gauche est moitié moins grande que la droite; l'examen du fond de l'œil à l'ophthalmoscope ne montre aucune altération. »

Réflexions de M. Joffroy : « ... Pour ce qui est du nystagmus (lequel a fait défaut pendant toute la durée de la maladie) dont la physiologie pathologique est encore à faire, on peut remarquer que *son absence complète* est assez singulière, — d'après les idées que l'on se fait généralement sur son mode de production, — si l'on se reporte à la description des lésions considérables qui occupaient le bulbe, la protubérance et les pédoncules cérébraux. »

Obs. LXVII. Landouzy. Thèse citée, obs. 82, p. 212. — Tuberculisation à symptômes obscurs se traduisant d'abord par des arthrites subaiguës puis par un état fébrile subcontinu; invasion de symptômes médingitiques; hémiplégie progressive, incomplète puis totale à droite; troubles de la sensibilité.

Pendant deux à trois semaines :

« Les pupilles sont toujours obstinément dilatées » (même quand on administrait au malade quelques gouttes thébaïques).

Plus tard :

« Inégalité pupillaire, la droite étant la plus dilatée.

« Ce même jour, hémiplégie droite avec parésie faciale du même côté. »

Pendant les sept derniers jours :

« Pupilles presque toujours étroites, rarement inégales. »

« Sclérotique et conjonctive excessivement congestionnées, comme à la dernière période des meningites tuberculeuses. »

Nota. — Dans le relaté de l'autopsie, aucune circonstance particulière à laquelle on puisse rattacher l'étroitesse des pupilles pendant les derniers jours.

Obs. LXVIII. Landouzy, loc. cit., obs. 85, p. 280. Méningite tuberculeuse survenant chez un phtisique; aphasie incomplète; hémiplégie droite alternant avec de la contracture, puis définitive; ramollissement localisé au pli de passage de la circonvolution antérieure de la scissure sylvienne, pas de ramollissement du corps strié.

Perret (1). Cinq jours avant la mort, on note :

«La pupille gauche est punctiforme, la droite est normale.» Et,

(1) L'âge du malade n'est pas indiqué; mais s'agit d'un adulte.

en même temps : « la moitié gauche de la face, qui n'est pas paralysée (il y a hémiplégie droite à ce moment), est le siége d'une congestion, avec vascularisation et chaleur, comme s'il y avait une paralysie du grand sympathique. »

(A l'autopsie, rien de particulier concernant cette atrésie pupillaire.)

Obs. LXIX. Landouzy. Soc. anat., 1875. — Macrocéphalie ; pachyméningite ; néomembranes tapissant toute la boîte crânienne ; fausses membranes ; intégrité de l'encéphale ; rachitisme des os du crâne.

Colson (Louis), 24 mois. Convulsions fréquentes en nourrice. La mère a remarqué « que l'enfant ne voit pas clair. »

« Les yeux sont animés d'un mouvement continuel. »

Traitement par l'iodure de potassium, à la suite duquel « les convulsions cessent rapidement ; la vue revient. »

Le développement du crâne continuant, l'enfant est ramené à l'hôpital. On note :

« *Nystagmus latéral*, qui empêche l'examen ophthalmoscopique essayé à plusieurs reprises. »

« Les pupilles sont égales et contractiles. »

(Il n'est pas dit si elles étaient dilatées ou normales.)

Mort de pneumonie lobulaire.

Obs. LXX. Lanzoni Frederico (Obs. rapportée in Progr. méd., 1876 p. 474. — Hémiplégie spinale gauche due à une compression unilatérale du segment inférieur de la moelle cervicale par un syphilome; guérison.

Cifferi (Giuseppe), 22 ans. Début dans le milieu de l'année 1873.

En septembre, on constate :

Torticolis, hémiplégie gauche, etc.

« L'œil gauche (et le pavillon de l'oreille du même côté) sont plus rouges que les mêmes parties du côté opposé.

« Les pupilles sont inégales, la droite est plus large que la gauche. » (Soit : myosis à gauche.)

« Les mouvements des yeux sont normaux. »

Guérison rapide par un traitement antisyphilitique.

Obs. LXXI. Lanzoni Frederico (Obs. rapportée in Progr. méd., 1876, p. 474. — Un cas remarquable de paralysie bulbaire due à la compression exercée par une tumeur du cervelet.

Giovanni (Cat...), 28 ans. Début deux ans auparavant, environ.

En décembre 1874 : démarche incertaine, vomissements, parole embarrassée, déglutition difficile.

Paralysie faciale gauche.

La pupille gauche est plus dilatée que la droite.

Mort 15 jours après.

Autopsie. — Tumeur du volume d'un œuf de poule, de consistance un peu supérieure à celle de la substance cérébrale (névrome enflammé (?), limitée d'une part par le vermis inférieur et les amygdales, et d'autre part, par la face postérieure de la moelle allongée.

Obs. LXXII (1). Legendre. Recherches anatomo-pathologiques et cliniques sur quelques maladies de l'enfance. Paris, 1846. Obs. 1, p. 26.— Méningite tuberculeuse (de la deuxième forme), etc.

Keulmann, 7 ans. L'avant-veille de la mort, on note : « *les pupilles n'ont pas cessé d'être naturelles*, depuis l'entrée à l'hôpital. »

En même temps, absence de toute contraction et de toute paralysie, même partielle.

Autopsie. — Exsudats de la base, etc.

Obs LXXIII. Legendre, loc. cit. Obs. 2, p. 29. — Méningite tuberculeuse (de la deuxième forme), etc.

Faussier, 12 ans. « Pendant tout le cours de la maladie, — huit jours, — on n'observe *ni strabisme ni dilatation pupillaire.* »

Nota. — Dans les commentaires qui suivent cette observation, Legendre dit : « Dans ce fait, les lésions cérébrales étaient donc les mêmes que dans le cas où la méningite se présente sous sa première forme, etc. »

(1) Cette observation et les quatre qui suivent montrent que la méningite tuberculeuse ultime (2e forme de Legendre) ne diffère pas moins

Obs. LXXIV. Legendre, loc. cit. Obs. 3, p. 32. — Tuberculisation aiguë s'accompagnant de quelques symptômes cérébraux dus à la participation de la pie-mère au travail de tuberculisation générale. (Méningite tuberculeuse de la deuxième forme.)

Prou, 4 ans. Au septième jour avant la mort (le 22), apparition des symptômes de méningite.

Le 22. Le regard est fixe, *les pupilles sont naturelles*.

Le 23. Strabisme léger.

Le 25. Rien de noté concernant les pupilles.

Le 28. Coma : « les pupilles sont dilatées, les globes oculaires sont portés dans la rotation en haut et en dedans. »

Autopsie. — Lésions disséminées de la convexité et de la face interne des hémisphères.

« La pie-mère qui tapisse les scissures de Sylvius n'est pas épaissie, ni infiltrée en aucun point. »

« Dans tous les autres points, la pie-mère présente aussi sa ténuité normale. »

Nota. — La région de la base était donc parfaitement saine, la double dilatation pupillaire ne saurait ici être rapportée à une lésion méningitique des troisième paires, ce qui infirme l'assertion de M. Rendu (thèse citée) à ce sujet.

Obs. LXXV. Legendre, loc. cit. Obs. 4, p. 37. — Méningite tuberculeuse (de la deuxième forme); phénomènes morbides se développant simultanément du côté de la tête, de la poitrine et de l'abdomen sous l'influence d'une tuberculisation générale et simulant une fièvre typhoïde.

Mouton, 10 ans.

Nota. — En ce qui concerne les yeux, le texte de cette observation porte seulement : « pas de strabisme, » et un peu après « les yeux sont grands ouverts, un peu égarés. »

Mais, dans les commentaires qui suivent, Legendre dit d'une façon très-explicite : « On ne remarque *ni strabisme*, *ni dilatation pupillaire;* les yeux avaient seulement quelque chose d'égaré. »

Et quelques lignes avant, il avait dit : « Bien que dans ce cas on ait constaté à l'autopsie toutes les altérations propres à la méningo-encéphalite la mieux caractérisée, on voit cependant, etc. »

de la forme habituelle sous le rapport des symptômes oculaires que sous tous les autres rapports.

Obs. LXXVI. Legendre, loc. cit. Obs. 5, p. 43. — Méningite tuberculeuse (de la deuxième forme) se développant chez un enfant arrivé au dernier terme de de la phthisie pulmonaire ; apparition soudaine des des symptômes cérébraux ; durée très-courte ; Mort le troisième jour, cinquante-quatre heures après les premiers symptômes.

Becker, 11 ans. Début des symptômes, le 2.

Le 3. Rien de particulier concernant les yeux.

Le 4. Jour de la mort, perte de connaissance, résolution générale, etc. ; « large dilatation pupillaire. »

Autopsie. — Le chiasma, les pédoncules cérébraux et les trois quarts internes de chacune des scissures de Sylvius, sont infiltrés par une matière molle, grisâtre, gélatiniforme, parsemée d'un grand nombre de granulations grises demi-transparentes, etc.

Obs. LXXVII. Legendre, loc. cit. Obs. 7, p. 62. — Méningite tuberculeuse se développant brusquement au milieu de toutes les apparences d'une bonne santé ; mort le treizième jour ; granulations tuberculeuses dans cinq organes.

Chailly, 4 ans. Le 24, dixième jour de la maladie. Etat comateux ; les pupilles n'offrent rien de constant, tantôt largement dilatées, le cercle de l'iris se réduit à 1 millimètre ; tantôt inégales, l'une de 2 millimètres de diamètre, l'autre de 4, et dans ce cas, la plus dilatee est à droite. Elles n'oscillent pas sous l'influence des alternatives de lumière et d'obscurité.

La vue semble complètement abolie (car les paupières ne font aucun mouvement lors de l'approche brusque du doigt).

Les globes oculaires sont en strabisme convergent.

En même temps, paralysie de la face à droite (incomplète), et langue s'inclinant à droite. Pas de paralysie des membres, légères convulsions toniques et cloniques dans le côté droit.

Le soir à 8 heures : « pupilles dilatées, surtout la droite, sous l'influence de la lumière, les pupilles d'abord se contractent, puis, après quelques oscillations, reviennent à leur état de dilatation première, bien que la lumière continue à être dirigée sur les yeux. »

Le 25. Même état comateux, pupilles dilatées, la droite plus que la gauche. Vision abolie. La cornée de l'œil droit est tournée directement en avant tandis que celle de l'œil gauche est tournée en dedans.

Le 26. Le globe oculaire droit est immobile, le gauche est agité de mouvements de rotation. »

Inertie du bras gauche.

Le 27. Les pupilles sont un peu moins dilatées que les jours précédents. »

Mort dans la journée au treizième jour.

Autopsie. — Lésions maxima sur la partie moyenne et latérale de la convexité de l'hémisphère gauche, altérations superficielles de la substance des circonvolutions.

Nota. — Il n'est rien dit de l'hémisphère droit ni de la base, mais le sens indique suffisamment que ces deux régions n'étaient point indemnes.

Obs. LXXVIII. Legendre, loc., cit., obs. 10, page 68. — Méningite tuberculeuse se manifestant brusquement au milieu de toutes les apparences d'une bonne santé; mort le douzième jour; granulations tuberculeuses dans six organes.

Couronne, 7 ans. Le 20 (9e jour de la maladie).

« Les pupilles sont régulières, contractiles, peu dilatées. »

Le 21. « Les pupilles sont plus contractées que dilatées, régulières. Vision bien conservée. »

Le 22. « Pupilles égales, 2 millimètres à peu près. »

« Regard un peu hébété; néanmoins, la vue est conservée. »

Le 23. « Pas de déviation oculaire. »

« Pupilles égales, 3 millimètres, *n'oscillant pas sous l'influence des alternatives de lumière et d'obscurité.* »

« De temps en temps, les globes oculaires décrivent quelques mouvements de rotation dans les orbites. »

Ce jour-là, convulsions. Mort dans la nuit.

(*A l'autopsie*, lésions vulgaires; rien de particulier à relever; il n'est point parlé explicitement de la base.)

Obs. LXXIX. Legendre, loc., cit., obs., 9, page 72. — Méningite tuberculeuse se développant brusquement au milieu de toutes les apparences de la santé; mort le quinzième jour; granulations tuberculeuses, peu avancées dans trois organes.

Babillon, 6 ans. Le 19 (7e jour de la maladie) :

« Les pupilles sont égales, peu dilatées, mais peu mobiles. »

« Pas de strabisme. »

« La paupière supérieure droite *n'offre pas de résistance quand on la soulève;* tandis que la gauche se contracte avec une grande énergie et ne peut être qu'à demi-soulevée. »

Parésie faciale à droite; pas de parésie des membres.

Le 21. « Pupilles égales, non dilatées, se contractant bien sous l'influence des rayons lumineux. »

« L'affaiblissement qu'on avait remarqué dans l'orbiculaire des paupières, à droite, a disparu (ainsi que la parésie du reste de la face). »

Le 23. « Strabisme convergent, surtout de l'œil gauche. »

Le 25. « Fréquents mouvements de rotation en tous sens des globes oculaires. »

« Résistance énergique des deux orbiculaires. »

« Pupilles égales, un peu dilatées. »

Le 26. « Au moment où on entr'ouvre les paupières, les pupilles sont un peu contractées, mais une fois qu'on réveille l'enfant, elles se dilatent un peu, puis oscillent sous l'influence des alternatives de lumière et d'obscurité.

(*Nota.* — Les pupilles sont donc sensiblement normales; contractées pendant le sommeil, moyennement dilatées et mobiles pendant l'état de veille).

Le 27. « Les orbiculaires résistent encore énergiquement. »

« La pupille droite est un peu plus dilatée que la gauche. »

Le soir :

« Les deux pupilles sont dilatées et également. »

Autopsie. — Granulations abondantes, exsudats disséminés.

A la surface du cerveau, il n'existe aucune trace de cette infiltration gélatiniforme, grisâtre, qu'il est si fréquent de rencontrer au niveau du chiasma et des pédoncules. La sérosité accumulée en ce point n'est même pas très-louche.

Obs. LXXX. Legendre, loc. cit., obs. 10, page 78. — Méningite tuberculeuse se développant brusquement chez une jeune fille offrant tous les caractères d'une forte constitution et d'une très-bonne santé, quoique atteinte de nécroses scrofuleuses, peu étendues toutefois; mort le huitième jour; granulations tuberculeuses dans trois organes.

Lambert, 11 ans. Le 1er (3e jour de la maladie) :

« Pupilles égales, contractiles, d'un diamètre ordinaire. »

Le 2, le 3 et le 4. Symptômes douteux ; on n'est pas fixé sur le diagnostic.

Le 5. « La paupière supérieure droite a conservé ses mouvements d'élévation et d'abaissement ; mais *a perdu le pouvoir de se contracter avec force*. A gauche, résistance énergique de l'orbiculaire. »

En même temps, *parésie faciale droite*, et *hémiplégie incomplète à droite*.

« Pupilles régulières, assez dilatées. »

« La vue ne semble pas être abolie. »

Le 6. Etat comateux ; pupilles égales, très-dilatées, 5 à 6 millimètres de diamètre.

« La vue paraît abolie ; le regard est morne. »

« A un certain moment, le globe oculaire gauche est porté vers la racine du nez, tandis que le droit reste immobile. »

Mort dans la nuit.

Autopsie. — A la base : exsudats au niveau du chiasma et au niveau des deux scissures de Sylvius, etc., etc.

Obs. LXXXI, Legendre, loc. cit., obs. 12, page 90. — Méningite tuberculeuse venant révéler la nature de légers changements survenus dans la santé quelques mois auparavant; mort le vingt-et unième jour. A l'autopsie on constate des granulations tuberculeuses dans huit organes.

Battu, 12 ans. Le 3 (18e jour environ de la maladie). « Un peu de dilatation des pupilles, jusqu'alors normales. »

Le 5. « Pupille gauche plus dilatée et moins contractile que la droite. » Pas de strabisme, au moins d'une manière bien marquée.

Dans l'après-midi : « La pupille gauche est énormément dilatée et immobile. »

« La vue paraît complètement abolie de ce côté. »

Le 6. « Même état des pupilles. La vue paraît abolie. »

Le soir : « Le globe oculaire droit est le siége de contractions involontaires qui le portent sans cesse de dedans en dehors, puis la contraction du droit interne le ramenant en dedans, cet organe est de nouveau porté en dehors, par l'action du muscle droit externe; et, ainsi de suite, pendant des heures entières.

« La pupille de ce côté est peu dilatée, tandis que celle de l'œil gauche qui lui, reste immobile, continue à être énormément dilatée. »

Mort dans la nuit.

Autopsie. — Granulations à la convexité des deux hémisphères. Depuis le bulbe rachidien, jusqu'au niveau du plancher antérieur du troisième ventricule, infiltration gélatiniforme, grisâtre, avec granulations nombreuses.

Obs. LXXXII, Legendre, loc. cit., obs. 13, page 96. — Méningite tuberculeuse venant révéler par son développement la nature de légers changements survenus dans la santé six semaines auparavant. Mort le vingt-quatrième jour ; granulations tuberculeuses dans sept organes.

Colas, 12 ans. Le 20 (9e jour de la maladie). « Pupilles régulières, mobiles, dilatation naturelle. »

Le 22. « Pupilles toutes deux un peu dilatées, bien que le jour frappe directement les yeux. » La vue est conservée.

Le 26. « Les pupilles sont naturelles, égales » (ce qui coïncide avec un amendement dans les autres symptômes).

Le 31. « Pupilles dilatées. » Il y a maintenant de la somnolence, de l'hébétude et autres symptômes graves.

Le 1er. « *La paupière supérieure droite se relève davantage que la gauche.* »

« Pupilles dilatées. »

Le 2. « Pupilles égales, très-dilatées. »

« La vue paraît être abolie. »

Le 3. « Dilatation pupillaire énorme ne diminuant aucunement sous l'influence d'une lumière vive. »

« Les globes oculaires roulent dans les orbites. »

Le 4. « Même chose. » Mort ce jour-là.

Autopsie. — Lésions disséminées de la convexité, notablement plus marquées à gauche.

« On ne remarque aucune trace d'infiltration gélatiniforme à la base du cerveau. »

Obs. LXXXIII. Legendre, loc. cit. ; obs. 14, p. 104. — Méningite tuberculeuse chez un enfant dont la santé, quoique un peu altérée, ne dénotait cependant pas l'existence d'une tuberculisation générale ; mort au bout de neuf jours.

Dérout, 4 ans. Le 21. (6e jour de la maladie) : « Pupilles égales un peu dilatées. » Pas de strabisme.

Le 22. « Pupilles un peu plus dilatées. »

« Les globes oculaires décrivent lentement des mouvements de rotation dans les orbites, et leur axe a cessé d'être parallèle (strabisme).

Le 23. « Toujours un peu de strabisme.

Mort, le soir.

Autopsie. — Lésions de la convexité, surtout à droite; à la base du chiasma aux pédoncules, infiltration de sérosité louche, sans infiltration gélatiniforme ; quelques granulations seulement.

Obs. LXXXIV. Legendre, loc. cit., Obs. 15, p. 108. — Méningite tuberculeuse venant confirmer par son développement les soupçons d'une tuberculisation générale commençante et encore latente; granulations tuberculeuses dans six organes.

Boileau, 10 ans. Le 4e jour environ, on constate pour la première fois : « du strabisme et la dilatation des pupilles. »

Le lendemain, coma : « Pupilles largement dilatées, immobiles, insensibles à l'approche brusque du doigt. »

« Strabisme convergent. »

Léger accès convulsif s'accompagnant de « divergence dans l'axe des globes oculaires dont les pupilles restent largement dilatées. »

Le surlendemain : « Strabisme. »

« Pupilles un peu moins dilatées. »

Mort.

Autopsie. —A l'exception d'une congestion très-notable des vaisseaux de la pie-mère, et de la pulpe du cerveau et d'une demi-douzaine de granulations très-petites, il n'existait aucune des autres altérations qu'il est si commun de rencontrer dans le cas de méningite tuberculeuse.

(Deux tubercules dans le lobe droit du cervelet).

Obs. LXXXV. Léo Ludwig. Obs. rapportée par Bourneville et Guérard, loc. cit., p. 95. Obs. 10. — Excès de travail; céphalalgie, vertiges; hémiplégie incomplète à gauche, puis à droite; Secousses; excitations réflexes; difficulté, impossibilité subite de la marche; phénomènes oculaires; attaques épileptiques; affaiblissement progressif, mort; nombreuses plaques scléreuses dans le cerveau, la protubérance et la moelle.

Ad. Nolle, 28 ans. Au début, à l'âge de 26 ans (en 1860) :

« Congestion apoplectiforme(?) pendant la nuit,suivie immédiatement d'hémiplégie. »

« En même temps *diplopie.* Celle-ci persista pendant que l'hémiplégie s'amendait progressivement. Le malade chercha, mais sans y arriver complètement,à la combattre en fermant un œil ou en se servant de lunettes prismatiques. »

En 1862, entrée à l'hôpital.

« La puissance visuelle diminua de bonne heure, après son entrée ; *elle s'affaiblit tellement* qu'il ne fut plus question de lire. Une myopie(?) extrême ne permettait de reconnaître que les gros objets voisins.Les nombreuses explorations faites avec l'ophthalmoscope démontrent l'*atrophie des nerfs optiques.* »

« Les yeux largement ouverts roulaient presque sans cesse dans les orbites. »

A l'*autopsie.* « Les deux nerfs optiques sont complètement dégénérés jusqu'au chiasma; à partir de là, la dégénérescence est moins fortement accusée. »

Obs. LXXXVI. Letulle, Soc. anat., oct. 1874. — Tuberculisation généralisée chez un enfant de 5 mois; méningite et lésions du cerveau, granulations tuberculeuses sur l'endocarde.

B..., 5 mois et demi. Le 22 (7° jour des symptômes), on note :

« Pas de strabisme. » Le diagnostic est encore douteux.

Le 25. Convulsions à plusieurs reprises.

Le 28 (veille de la mort) :

« *Inégalité pupillaire.* »

Les yeux sont tournés constamment à droite, strabisme qui apparaît lorsqu'on attire l'attention de l'enfant à gauche.

Mort le 29.

Autopsie. Les méninges sont semées de granulations tuberculeuses disséminées, surtout à droite. Sur l'hémisphère droit, face interne, hémorrhagie sous-méningée de la largeur d'une pièce de 20 centimes. A droite, encore au niveau de la couche optique, noyau de ramollissement et hémorrhagie capillaire, surtout au niveau de la portion intra-ventriculaire.

Obs. LXXXVII. Letulle. Soc. anatomique, 1876. — Fracture du crâne; hémorrhagie méningée; contusion cérébrale, etc.

Lefort (Jean), 18 ans..... État comateux :

La pupille droite est moyennement dilatée ; *la gauche* est largement dilatée ; l'iris de ce côté forme une petite zone brunâtre, large de 2 millimètres au plus. Toutes deux sont absolument insensibles à la lumière.

Autopsie. Fracture du crâne, etc.

Hémisphère droit : contusion superficielle formant une plaque de la largeur d'une pièce de 2 francs.

Hémisphère gauche : petit foyer hémorrhagique, de la largeur d'une pièce de 1 franc, à la partie la plus élevée des deux premières circonvolutions frontales.

Contusion plus considérable sur le lobe sphénoïdal. Dans la cavité arachnoïdienne *du côté gauche*, une collection sanguine abondante (100 grammes environ), recouvrant toute la surface inférieure et la plus grande partie de la surface convexe de l'hémisphère cérébral.

Réflexions.... Notons enfin *l'inégalité pupillaire*, la résolution des membres et le coma interrompu par instants par des contractions, ensemble symptomatique qui permit de penser à l'existence d'une hémorrhagie méningée.

Obs. LXXXVIII. Liouville. Mémoires Soc. biologie, 1869. — Observation pour servir à l'histoire de la sclérose en plaques disséminées à forme cérébro-spinale.

Dans le cours de la 2e année :

« Nystagmus s'exagérant par l'attention, etc. »

Strabisme divergent, ne déterminant plus de diplopie (mais celle-ci a existé.)

« Vision monoculaire assez bonne, etc. »

Nota. M. Liouville admet que la diplopie aurait cessé par le fait de l'accoutumance, par la neutralisation instinctive de la fausse image ; mais il faut remarquer que cela serait contraire à la marche habituelle du strabisme paralytique, qui se reconnaît précisément à la persistance de la diplopie, pendant un temps pour ainsi dire indéfini.

Obs. LXXXIX. Magnan. Archives de physiologie, 1869, p. 765. — Note sur un cas de sclérose en plaques cérébro-spinale, avec atrophie papillaire des deux yeux.

A 13 ans, fièvre typhoïde ; garde le lit six semaines. Pendant la convalescence la vue s'affaiblit, et *très-rapidement il survient une cécité complète.*

A 32 ans, premiers symptômes de la sclérose en plaques.

A 34 ans, examen ophtalmoscopique : papilles blanches à contours nets, avec vaisseaux grêles.

Réflexions de M. Magnan : « Malgré l'espace de temps considérable qui a séparé le moment d'apparition des lésions centrales et périphériques (nerfs optiques), nous ne pouvons nous empêcher d'y voir un certain lien. » (Il en donne les raisons.)

Nota. — Pour nous, au contraire, cette cécité est liée, à n'en pas douter, à la fièvre typhoïde dont elle a accompagné la convalescence.

Obs. XC. A. Ollivier. Soc. biologie, 1869. — Observation pour servir à l'histoire clinique des abcès du cerveau consécutifs aux otorrhées.

Crin, 19 ans. Suppuration ancienne de l'oreille gauche. Poussée inflammatoire récente, dans le cours de laquelle : « ptosis, strabisme divergent et dilatation pupillaire à gauche. » En même temps, parésie faciale à droite.

Nota. — Grisolle diagnostiqua un abcès du lobe moyen du cerveau plutôt qu'une méningite, en s'appuyant surtout sur la paralysie faciale croisée par rapport à la lésion de l'oreille.

Autopsie. — « Vaste abcès du lobe moyen, à gauche. »

La troisième paire gauche n'offre, à l'œil nu, aucune altération appréciable.

Obs. XCI. Pierret (1). Revue mensuelle, 1877, p. ...

G..., 56 ans. *Renseignements fournis par le malade :*

En 1867 : « Affaiblissement de la vue. »

« Apparition *d'étincelles, de papillons brillants, de spectres de différentes couleurs*, parmi lesquels la teinte bleue ou violette dominait. »

L'acuité visuelle diminua assez rapidement surtout dans l'œil droit.

En 1876 (*examen fait par M. Pierret*) :

« Un peu de paralysie faciale à droite. »

« L'œil se ferme moins bien que du côté opposé. »

« Il n'existe pas de paralysie oculaire appréciable ; cependant le malade se plaint *de voir double par instant* et dans certains points seulement. »

Pas d'autopsie.

Obs. XCII. Pierret, loc. cit. Obs. 2.

D..., 48 ans. Début probable en 1872, à l'âge de 45 ans.

Renseignements fournis par le malade :

En 1873, « douleurs fulgurantes. »

« *Diplopie subite* et *transitoire.* »

En 1874, « retour de la diplopie ; elle occasionne des vertiges oculaires que le malade fait cesser en fermant un œil. »

En 1875, octobre (*examen fait par M. Pierret*) :

« Paralysies oculaires, à savoir :

« L'œil gauche est dévié en dehors et la paupière est demi-tombante (soit : paralysie de la troisième paire à gauche).

« L'œil droit regarde en dedans (soit : paralysie de la sixième paire droite).

« De plus, il semble que ce strabisme soit *variable* et susceptible de se modifier d'un moment à l'autre, ainsi que nous avons pu nous en assurer avec l'aide de notre ami le Dr Landolt. »

(1) Contribution à l'étude des symptômes céphaliques du tabes dorsalis. Obs 1.

Obs. XCIII. Pierret. Soc. anat., oct. 1874. — Hémorrhagie cérébrale localisée dans le noyau lenticulaire du corps strié, ayant déterminé une hémianesthésie du côté opposé.

Abel, 82 ans. Attaque d'hémiplégie gauche, sans perte de connaissance.

« Déviation de la tête et des yeux à droite. »

« Pas de troubles pupillaires. »

« *Léger nystagmus.* »

Hémianesthésie à gauche.

« La vision est intacte ; la pupille réagit normalement ; la *conjonctive et la cornée sont insensibles.* »

Mort le lendemain.

Autopsie. — Rien à la surface des hémisphères.

Dans l'hémisphère droit : foyer hémorrhagique du volume d'un œuf de pigeon, occupant tout le noyau extra-ventriculaire du corps strié et la partie postérieure de la capsule interne. La couche optique est saine, ainsi que le noyau caudé.

Obs. XCIV. Pitres. Progrès méd., 1876, page 522. — Hémorrhagie cérébrale ; hémianestésie d'origine cérébrale ; troubles de la vue.

Bassales (Marie), 58 ans. Hémiplégie gauche datant de 1872, suivie de contracture secondaire.

En février 1876 :

La sensibilité générale est très-affaiblie dans la moitié gauche du corps ; *anosmie.*

Vue. — 1° « La malade raconte qu'après l'attaque d'apoplexie elle a eu une *chute de la paupière supérieure* qui a persisté pendant plus d'une année. Elle raconte aussi qu'à cette époque elle avait *de la diplopie*, et que quand elle fermait l'œil droit elle voyait les objets qui l'entouraient au travers d'un brouillard. »

2° Actuellement : la chute de la paupière supérieure a complètement disparu ; mais la sensibilité visuelle est toujours resté *plus faible à gauche* qu'à droite.

Examen complet, fait par M. Landolt :

« L'œil gauche est dévié *en dedans.* »

« Les mouvemets des yeux sont restreints surtout vers le côté gauche. »

« Acuïté visuelle de l'œil droit, = 1/2; celle de l'œil gauche est *plus faible* encore. »

« Champ visuel des deux yeux rétrécis concentriquement pour le blanc, et proportionnellement pour les couleurs. »

« A l'examen ophthalmoscopique, on constate une décoloration de la moitié externe de chaque papille, ce qui n'a rien de surprenant surtout à l'âge de la malade ; il n'y a *ni atrophie proprement dite, ni névrite optique.* »

Trois mois après : attaque épileptiforme, suivie de coma. Mort une heure après.

Autopsie. — 1° Foyer hémorrhagique récent du volume d'une noix au centre de la protubérance ; inondation ventriculaire; (c'est cette hémorrhagie qui a été la cause des accidents ultimes et de la mort).

2° Hémisphère gauche, complètement sain.

Hémisphère droit : foyer ocreux, au centre de la couche optique, ayant détruit le noyau caudé dans une étendue de 2 centimètres, et ayant atteint la capsule interne à l'union de son quart postérieur avec ses trois quarts antérieurs.

Le reste est sain.

Obs. XCV. Pitres. Progrès médical, 1876, p. 523. — Hémiplégie droite hémianalgésie; amblyopie.

Fickbahner, 74 ans. Hémiplégie droite avec hémianesthésie survenue pendant une nuit, en 1853.

En 1876, février :

Parésie des membres droits ; analgésie à droite ; obnubilation des sens de l'ouïe, du goût et de l'odorat, à droite.

Vue : « Les *mouvements des yeux sont très-restreints dans le sens horizontal.* »

« L'acuité visuelle est normale. »

« Au contraire, le *champ visuel de l'œil droit est retréci concentriquement* de un tiers pour le blanc, et proportionnellement pour les couleurs. » A gauche, l'étendue du champ visuel est normale.

« Les deux pupilles sont un peu grises (74 ans), sans trace de névrite optique. »

Pas d'autopsie.

Obs. XCVI. Poulain. Soc. anatomique, 1876. — **Hémiplégie spasmodique de l'enfance ; atrophie de l'hémisphère gauche du cerveau ; atrophie du lobe droit du cervelet ; atroph e du bulbe (pyramide antérieure et olive du côté gauche).**

B. M..., 8 ans. Atrophie et contracture dans les membres du côté droit. Sensibilité presque abolie dans le membre supérieur.

« *La vision* est considérablement *affaiblie*, du même côté. »

Autopsie. — L'hémisphère gauche a un volume moitié moindre que le droit.

Le nerf optique du côté gauche présente également une diminution de volume.

Les noyaux intra-ventriculaires (couche optique et noyau caudé) ne sont plus représentés que par de petites saillies insignifiantes.

Les tubercules quadrijumeaux ne paraissent pas modifiés.

Obs. XCVII. Prévost, loc. cit. Obs. 1 p. 16. — **Attaque apoplectique hémiplégie gauche incomplète ; déviation passagère des yeux et de la tête à droite ; ramollissement des circonvolutions du lobe postérieur droit.**

Attaque d'hémiplégie gauche incomplète. Légère hémiplégie faciale gauche.

« Rotation de la tête et déviation des yeux à droite. »

« Les paupières sont ouvertes ; *mais celles de gauche moins que celles de droite.*

« La *pupille gauche est plus dilatée qu'à droite.* »

Le soir :

« La paupière gauche est close ; la droite restant inerte. En touchant la gauche, elle se relève, *mais incomplètement.* »

Le lendemain, on note :

« Quand la malade ouvre les paupières, on constate que la pupille *gauche est plus large* que la droite.

« Les yeux sont toujours déviés à droite. »

Autopsie. — Hémisphère droit : ramollissement récent, limité en avant par la scissure de Rolando, se prolongeant jusque sur le lobe postérieur. En profondeur ce ramollissement ne paraît pas dépasser la substance grise. Aucune altération des autres parties de l'encéphale.

Obs. XCVIII. Prévost, loc. cit. Obs. 42, p. 59. Hémiplégie gauche incomplète; tendance à la rotation de la tête et des yeux à droite; vestiges de translation dans son lit; mort en quatre jours; ramollissement des corps opto-striés droits.

Charlotte F..., 72 ans. Le 2. Attaque; hémiplégie gauche flaccide, d'abord incomplète; légère hémiplégie faciale gauche.

« Les yeux sont toujours dirigés vers le côté droit; elle ne peut suivre les doigts qu'on lui montre à gauche. »

Le 3. Même attitude de la tête et des yeux (un peu de roideur du m. sterno-mastoïdien gauche).

Le 4. « Les yeux tournés vers la droite ne paraissent pas pouvoir être dirigés vers la gauche. »

« La paupière *gauche est un peu tombante.* »

« La pupille droite est plus contractée que la gauche. »

Le 5. Mêmes déviations. Mort.

Autopsie. — Ramollissement récent, à peu près à l'union du tiers postérieur avec les deux tiers antérieurs du noyau intra-ventriculaire du corps strié droit.

Obs. XCIX. Prévost, loc. cit. Obs. 55 (empruntée à M. Vulpian. Soc biologie, 1861). Hémiplégie droite; rotation de la tête et des yeux à gauche; amaurose; tendance à la rotation sur l'axe; tumeur tuberculeuse de l'hémisphère cérébelleux droit.

J. B..., 15 ans. Début plusieurs mois auparavant.

En janvier 1876 on constate les symptômes suivants :

« Paralysie de la moitié droite de la face. Vue excessivement faible à gauche.

« Le malade ne peut pas fermer complètement les paupières de l'œil droit, même en faisant effort (soit : *parésie de l'orbiculaire des paupières à droite*).

Dans l'état ordinaire de veille, les deux yeux sont involontairement portés vers la gauche du malade, et il ne peut leur faire dépasser (du côté droit) la ligne médiane de l'ouverture palpébrale. Il semble y avoir un double lien tendu de plus en plus par les mouvements des yeux de gauche à droite et qui les arrête dans ce mouvement lorsqu'ils arrivent au milieu de l'ouverture palpébrale. »

Diplopie dans la moitié droite du champ visuel, affaiblissement du côté droit, tendance à la rotation sur l'axe. Mort le 10 février.

Nécropsie.—Riendans le cerveau ni dans la moitié gauche du cervelet.

Dans le lobe droit du cervelet, masse tuberculeuse énorme ayant fait disparaître la presque totalité de la substance blanche de ce lobe.

Obs. C. Richard Quain. (London journal of med., 1849. Obs. rapportée in Arch. gén. méd., 1849.) — Apoplexie cérébrale chez un enfant.

X..., 9 ans. — Attaque d'apoplexie, état comateux.

Hémiplégie gauche, surtout dans le membre inférieur; convulsions dans le côté droit.

« Pupille de *l'œil droit largement dilatée;* celle de l'œil gauche fortement retractée ; toutes deux se contractent sous l'influence de la lumière. »

Mort sept heures après.

Autopsie. — Caillot volumineux dans l'hémisphère *droit;* la substance cérébrale de l'hémisphère gauche est généralement pâle.

Obs. CI. Raynaud Maurice. Soc. anatom., 1876. — Encéphalite suppurée primitive à foyers multiples et circonscrits.

Serre, 24 ans. Au 8e jour environ de la maladie : état demi-comateux ; « la paupière supérieure droite *se relève incomplètement;* l'œil droit est un peu *dévié en dehors.* »

« Les deux pupilles sont très-dilatées, égales, présentent de alternatives de dilatation et de contraction. »

« Lorsqu'on présente au malade un doigt à suivre, les yeux le suivent par un mouvement simultané, du côté droit, tandis que du côté gauche ils ne dépassent pas la ligne médiane.

(On voit donc, dit M. Raynaud, qu'il s'agit d'une *paralysie conjuguée des yeux;* paralysie de la troisième paire à droite et paralysie légère de la sixième paire à gauche.)

Dans les membres : faiblesse sans paralysie aux membres inférieurs; rien aux membres supérieurs.

Mort la nuit suivante.

Autopsie. — Pas d'exsudats à la base du cerveau. Pas de granulations tuberculeuses.

Rien à signaler *au niveau de l'origine apparente* de la troisième paire droite ni de la sixième paire gauche.

Rien au niveau des pédoncules cérébraux *ni de la protubérance.*

Hémisphère droit : trois foyers d'encéphalite, à savoir :

Le premier, au niveau de la troisième circonvolution frontale du volume d'une petite noix.

Le deuxième, dans la substance blanche, au-dessous du précédent en profondeur.

Le troisième, au niveau du prolongement postérieur du ventricule, du volume d'une grosse noix et pénétrant dans ce ventricule.

Hémisphère gauche : deux foyers d'encéphalite; l'un, diffus, occupant toute la corne postérieure de l'hémisphère; l'autre, de la grosseur d'une aveline, situé dans la circonvolution paracentrale à l'union de la face antérieure avec la face convexe de l'hémisphère.

Méninges : la dure-mère est très-congestionnée; la pie-mère l'est beaucoup moins.

Nota. — Le diagnostic porté pendant la vie a été celui de méningite tuberculeuse.

Obs. CII. Rendu. Thèse citée. Obs. 10, page 100. — Méningite tuberculeuse: paralysie croisée (1) de la troisième paire du côté gauche et des membres du côté droit; foyer de ramollissement occupant la circonvolution marginale gauche; exsudats nombreux comprimant le nerf moteur oculaire commun correspondant.

Jean Leuden, 17 ans. Entré à l'hôpital, au 8e jour environ de la maladie, le 5 juillet.

Le 11. « Pupilles dilatées. »

A l'ophthalmoscope, œil gauche : congestion péripapillaire; petits points blanchâtres sur la choroïde.

Le 14. Du côté gauche, on constate :

« Dilatation pupillaire. »

« Chute de la paupière supérieure. »

« Léger strabisme externe. »

Le 15. Même chose pour la troisième paire gauche.

(1) C'est *alterne* qu'il fallait dire au lieu de *croisée.*

Apparition d'une hémiplégie droite, qui va en s'accentuant jusqu'à la mort.

Mort le 17.

Nota. — L'autopsie a montré que l'hémiplégie droite était croisée et d'origine corticale ; tandis que la paralysie de la sixième paire était directe, et due à une lésion de la base. De là la forme alterne de l'hémiplégie, bien qu'il ne s'agisse pas d'une lésion de la protubérance.

Obs. CIII. Rendu, loc. cit. Obs. 12, p. 109. — **Tuberculisation généralisée ; méningite avec paralysie ultime incomplète ; autopsie négative (au point de vue des centres opto-striés).**

Augustine Sichel, 7 ans. Le jour de la mort, on note :

« Dilatation de la pupille gauche. »

« *Strabisme interne du même côté.* »

En même temps, hémiplégie gauche.

Dans la journée, et l'agonie paraissant commencée :

« Les pupilles ne sont plus inégales comme le matin ; elles ne sont même pas dilatées d'une façon sensible. »

A l'*Autopsie* : Exsudats abondants à la base.

Obs. CIV. Rendu, loc. cit. Obs 47, p. 147. — **Méningite tuberculeuse ; paralysie de la troisième paire à gauche ; congestion du nerf englobé au milieu d'exsudats épais.**

Eugénie Blaireau, 8 ans. Entrée au 15e jour de la maladie environ, le 11 juillet.

Le 12 juillet. « Légère dilatation de la pupille gauche ; immobilité, insensibilité à la lumière. »

Le 13. « La dilatation de la pupille gauche a presque disparu. »

Le soir : « Il n'y a plus de symptômes pupillaires. »

« La vue devient de plus en plus obtuse.

Le 14. « Les deux pupilles sont paresseuses, mais, à part cela, ne présentent rien d'anormal. »

Le soir : « Léger prolapsus de la paupière supérieure gauche. »

« La pupille gauche est manifestement dilatée. »

Il n'y a pas de strabisme. — On ne peut méconnaître une paralysie incomplète de la troisième paire.

Nota. — Il n'existait à ce moment aucun autre symptôme paralytique dans le reste du corps.

Le 15. « La paralysie de la troisième paire s'est beaucoup accentuée; la paupière retombe, la pupille est très-dilatée. » Le strabisme manque toujours.

Le 16. « La paralysie est de plus en plus complète, avec dilatation et insensibilité de la pupille. »

« La vue est, évidemment, complètement abolie. »

Il paraît y avoir un peu de parésie à gauche, depuis le 15.

Le soir : « résolution générale. »

« Les deux paupières retombent également inertes sur les globes oculaires; mais la dilatation pupillaire du côté gauche est toujours plus considérable. »

« La vue est entièrement abolie. »

Le 17. Coma. « La différence pupillaire persiste encore. »

Mort ce jour-là.

A l'*autopsie*, « le nerf optique et la troisième paire sont englobés dans la masse d'exsudats qui tapisse toute la base depuis le chiasma jusqu'à la protubérance. La troisième paire gauche est sensiblement plus congestionnée que la droite.

Obs. CV. Schwartz. Bulletin Soc. anatom., 1874. — Cancer généralisé à une partie des organes abdominaux et pelviens; méningite secondaire.

S. B..., 36 ans. Au cours de l'affection cancéreuse, on note les circonstances suivantes :

Du 10 au 15. Le malade semble aller un peu mieux, il se lève se promène un peu.

Le 15 soir. — Il est pris d'un accès de délire qui dure toute la nuit.

Le 16. Rien du côté de la face et *des yeux.*

Le 17. Accès de délire furieux, puis coma.

Mort le soir.

Autopsie. — La surface convexe de l'hémisphère est poisseuse; autour des vaisseaux qui sont un peu congestionnés, on remarque une gaîne d'exsudats fibrineux; la pie-mère s'arrache difficilement.

Pas de pus, ni de tubercules

A la base, mêmes lésions.

Réflexions. — Cette forme de méningite secondaire mérite d'être signalée, en ce qu'elle ne s'est manifestée à l'autopsie que par des exsudats blanchâtres le long des vaisseaux, et un état poisseux de l'arachnoïde.

Obs. CVI. Tüngel. (Obs. rapportée par Lancereaux. — De la syphilis).

X..., 46 ans. Convulsions cloniques, sans perte de connaissance en 1859.

Du 13 mars an 10 juin. — Onze attaques se distinguent par une *rotation de la tête à gauche.*

Le 10 juin. — Mouvements convulsifs dans la jambe *gauche*

Le 6 décembre. — Perte de connaissance suivie d'hémiplégie de tout le côté gauche, etc.

Mort en 1860.

Autopsie. — Altération de la face interne du pariétal droit. — Adhérence de la dure-mère, au cerveau, avec la pie-mère et la couche corticale, dans l'étendue d'une pièce de cinq francs. La masse qui produit cette union s'enfonce entre les circonvolutions, où elle forme trois excroissances conoïdes.

Obs. CVII. Rendu, Soc. anat., 1875. — Hémorrhagie de la protubérance.

Chapuis, 43 ans. — Attaque d'apoplexie le 17 au soir.

Le 18. — Etat comateux, hémiplégie faciale gauche (alterne), hémiplégie droite.

Les deux pupilles sont excessivement *contractées, punctiformes.*

L'orbiculaire gauche n'est point paralysé d'une façon appréciable. Pas de déviation conjuguée des yeux, etc.

Nota. — On diagnostique une hémorrhagie de la protubérance du côté gauche.

Le 19. — Pas de paralysie de l'orbiculaire à gauche (côté de l'hémiplégie faciale).

« *L'orbiculaire droit ne se contracte pas*, l'œil droit se ferme incomplètement. Paralysie du muscle sourcilier droit. »

Autopsie. — Foyer d'hémorrhagie siégeant dans la moitié gauche de la protubérance et occupant tout le tiers supérieur de l'organe,

Un foyer symétrique du précédent, mais beaucoup moins volumineux, se voit dans la moitié droite de la protubérance ; il s'est ouvert dans la quatrième ventricule au voisinage de la ligne médiane. La rupture du plancher ventriculaire est plus accusée de ce côté, que du côté gauche, etc.

Réflexions de M. Rendu. « ..... Peut-être y a-t-il lieu de voir dans cette particularité de la lésion (rupture du plancher ventriculaire à droite), la raison anatomique de la paralysie de l'orbiculaire droit observée pendant la vie. Ce point du quatrième ventricule correspond, en effet, exactement à l'origine du noyau du facial supérieur. Mais il est néanmoins difficile de comprendre comment cette lésion ne donnait pas lieu à une hémiplégie faciale plus complète.

Obs. CVIII. Quinquaud. Soc. anat., 1869.

Boucher, 30 ans. Le 3 mai. Entrée à l'hôpital. Début de la maladie remontant à huit jours environ.

Parésie à droite ; obnubilation de la sensibilité du même côté.

Délire tranquille, etc.

Même état jusqu'au 16 mai.

Le 16 mai. Agitation la nuit, etc.

« La tête est tournée *à droite*, et les yeux ont une déviation synergique de ce même côté. »

Le 17. « Raideur dans les membres supérieur et inférieur *droits*. Contracture de la face du côté *droit*. La tête et les yeux sont déviés du même côté. »

« Pupille droite plus dilatée que la gauche. »

Mort le 18. Hémisphère gauche : deux foyers d'encéphalite, l'un à la partie postérieure de la première circonvolution frontale ; un autre, tout à fait semblable, au sommet du lobule de l'insula. Exsudats méningitiques jaunâtres.

Obs. CIX. Weber. (Obs. rapportée par Rendu, th. doct., obs. 10, p. 122.) — Méningite tuberculeuse ; convulsions fortes ; hémiplégie passagère à droite.

Ferdinand Reinhardt, 10 ans. Au 8e jour environ de la maladie, on note :

« *Photophobie.* » (Il n'existait pas, à ce moment, de symptômes bien nets de méningite).

Le jour de la mort, on note :

« Les pupilles, précédemment dilatées, se contractent de nouveau sous l'influence de la lumière. (A ce moment, la somnolence avait presque disparu, et l'enfant paraissait en voie de guérison ; mais, dans l'après-midi, grandes convulsions et mort.)

INDICATIONS BIBLIOGRAPHIQUES (1)

ABADIE. — Traité des maladies des yeux, t. II. — Valeur séméiologique de l'aspect du fond de l'œil dans les affections cérébrales et les maladies générales, p. 41. — Atrophie papillaire d'origine spinale, p. 81. — Paralysies des muscles de l'œil d'origine cérébrale, p. 403. — Nystagmus d'origine cérébrale et médullaire, p. 453.

— Sur la valeur séméiologique de l'hémiopie dans les affections cérébrales. Progrès méd., 1875, p. 106, et Traité des maladies des yeux, t. II, p. 213.

BOUCHUT. — Atlas d'ophthalmoscopie médicale et de cérébroscopie, Paris, 1875.

CHARCOT. — Leçons sur les maladies du système nerveux, *passim*. T. Ier. Amblyopie et dyschromatopsie hystérique. Amblyopie, diplopie, nystagmus dans la sclérose en plaques. T. II. Amblyopie, achromatopsie tabétique. — Amaurose, atrophie papillaire dans l'ataxie locomotrice. — Névrite optique et neuro-rétinite symptomatiques.

— Des localisations dans les maladies cérébrales. Progrès méd., 1875. Hémianesthésie cérébrale. Amblyopie, p. 469.

— Des troubles de la vision chez les hystériques. Progrès méd., janvier 1878.

CHARCOT et PITRES. — Contribution à l'étude des localisations dans l'écorce des hémisphères du cerveau. Revue mensuelle, 1877.

DEBOVE. — Note sur un cas de latéro-pulsion oculaire dans la paralysie agitante. Progrès méd., février 1878.

DIEULAFOY. — Des progrès réalisés par la physiologie expérimentale dans la connaissance des maladies du système nerveux. Th. agrég., 1875, p. 45 et p. 63.

DROUIN (Alph.). — De la pupille. Anat. physiol. et séméiol. Th. Paris, 1876.

(1) Ces indications se rapportent, comme on le verra, aux divers symptômes oculaires des maladies du système nerveux et non pas exclusivement à ceux dont il est traité dans cette thèse.

Éréol. — Note sur la communication anatomique existant entre les noyaux d'origine de la troisième et de la sixième paire. Union méd. 1873.

Fieuzal. — Du chémosis conjonctival comme signe de méningite. Progrès méd., 1875, p. 539.

Fournier (A). — De la pseudo-paralysie d'origine syphilitique. Leçons de l'hôpital Saint-Louis. Progrès méd., 1877, p. 761.

Gadaud. — Etude sur le nystagmus. Th. Paris, 1869.

Galezowki. — Sur les altérations de la papille du nerf optique dans les maladies cérébrales. Union méd., 1866.

— Des affections des nerfs optiques dans la méningite. Arch. gén. méd., déc. 1868.

— De la signification séméiotique du chémosis de la conjonctive dans la méningite. Arch. für Klin. mediz., 1870.

— Des troubles de la vision chez les hystériques. Progrès méd., janvier 1878.

Gubler. — De l'hémiplégie alterne envisagée comme signe de la lésion de la protubérance et comme preuve de la décussation des nerfs faciaux. Gaz. hebd., oct. 1856 et oct. 1858.

Hanot. — Note sur l'évolution thermique et la rotation conjuguée de la tête et des yeux dans les attaques apoplectiques de la paralysie générale. Mém. Soc. de biologie, 1872.

Landolt. — De l'amblyopie hystérique. Arch. de physiol. norm. e path., 1875, p. 624.

— Des localisations dans les maladies cérébrales, Progrès méd. 1875, p. 768.

Landouzy. — Contribution à l'étude des convulsions et des paralysies liées aux méningo-encéphalites fronto-pariétales. Th. Paris, 1876.

— De la blépharoptose cérébrale (paralysie dissociée de la troisième paire) et de son importance au point de vue anatomique et clinique. Arch. gén. méd., août 1877.

Lépine. — De la localisation dans les maladies cérébrales. Th. agrég., 1875, p. 71, 76, 82, 98 et 133.

— Sur l'anat. la physiol. et la pathol. du cerveau. Revue mensuelle, 1877, p. 381.

Panas. — Contribution à l'étude des troubles circulatoires visibles à l'ophthalmoscope dans les lésions traumatiques du cerveau. Bull. Acad. méd., 22 février 1876.

Parinaud. — Etude sur la névrite optique dans la méningite aiguë de l'enfance. Th. Paris, 1877.

Pierret. — Essai sur les symptômes céphaliques du tabes dorsalis Th. Paris, 1876.

PITRES. — Sur l'hémianesthésie d'origne cérébrale et sur les troubles de la vue qui l'accompagnent. Prog. méd., 1877.

— Contribution à l'étude des anomalies de la sclérose en plaques disséminées. Revue mensuelle, 1877, p. 893.

PRÉVOST. — De la déviation conjuguée des yeux et de la rotation de la tête dans certains cas d'hémiplégie. Th. Paris, 1868.

RAVAUD. — Etude clinique sur le nystagmus. Th. Paris, 1877.

RAYMOND. — Etude anat., phys. et clinique sur l'hémichorée, l'hémianesthésie, etc. Th. Paris, 1876, p. 20.

RENDU. — Des troubles fonctionnels du grand sympathique observés dans les plaies de la moelle cervicale. Arch. gén. méd., sept. 1869.

— Recherches cliniques et anat. sur les paralysées liées à la méningite tuberculeuse. Th. Paris, 1873.

ROQUE. — De l'inégalité pupillaire dans les affections unilatérales des diverses régions du corps. Arch. phys., 1872.

ROSENTHAL. — Traité des maladies du système nerveux.

SVYNOS. — Des amblyopies et des amauroses hystériques. Th. Paris, 1873.

VINCENT. — Des phénomènes oculo-pupillaires dans l'ataxie locomotrice progressive et dans la paralysie générale des aliénés. Th. Paris, 1877.

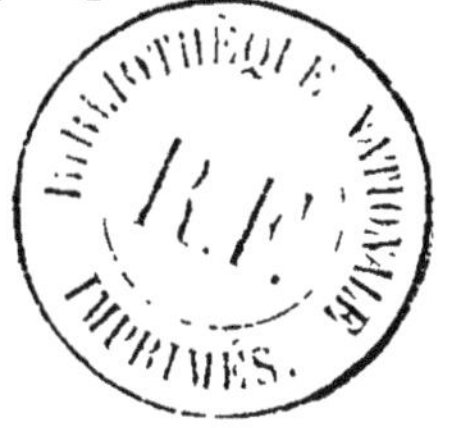

A. PARENT, imprimeur de la Faculté de Médecine, rue M.-le-Prince, 31.

NOUVELLES PUBLICATIONS DE LA LIBRAIRIE V. ADRIEN DELAHAYE ET Cie

Des diarrhées chroniques, et de leur traitement par les Eaux de Plombières, par le docteur BOTTENTUIT, ancien interne des hôpitaux de Paris, rédacteur en chef de la *France Médicale*, médecin consultant aux eaux de Plombières, etc. in-8° 2 fr.

Guide médical aux Eaux de Plombières, par les docteurs BOTTENTUIT et HUTIN, avec 18 gravures et un plan des environs. Edition Diamant, reliée 3 fr.

Traité pratique des maladies des reins, par S. ROSENSTEIN, professeur de clinique médicale à Grœningue, Traduit de l'allemand par les docteurs BOTTENTUIT et LABADIE-LAGRAVE, 1 vol. in-8.......... 10 fr. »
Cartonné.......... 11 fr. »

Le diabète sucré et son traitement diététique, par A. CANTANI, professeur et directeur de clinique médicale à l'Université royale de Naples. Ouvrage traduit et annoté par le Dr H. CHARVET. 1 vol. in-8, avec 3 planches. Broché ...... 8 fr. »

Maladies chirurgicales du pénis, par J.-N. DEMARQUAY, chirurgien de la Maison municipale de santé, membre de l'Académie de médecine. Ouvrage publié par les docteurs G. VŒLKER et J. CYR. 1 vol. in-8, avec figures dans le texte et 4 planches en chromolithographie. Broché.......... 11 fr. »
Cartonné.......... 12 fr. »

Leçons de clinique médicale, faites à l'hôpital de la Charité, par le professeur JACCOUD. 1 fort vol. in-8 de 878 pages, avec 29 figures et 11 planches en chromolithographie, 3e édition, avec un joli cartonnage en toile.......... 16 fr.

Leçons de clinique médicale, faites à l'hôpital Lariboisière par le professeur JACCOUD 2e édit. 1 vol. in-8 accompagné de 10 planches en chromolith. Cartonné. 16 fr.

Traité d'anatomie descriptive, avec figures intercalées dans le texte, par PH.-C. SAPPEY, professeur d'anatomie à la Faculté de médecine de Paris, etc. 3e édition entièrement refondue, 4 vol. in-8. 1876-1877.......... 60 fr.
Cartonné.......... 65 fr
Quelques exemplaires sur papier velin.......... 80 fr.

Leçons de clinique obstétricale, professées à l'hôpital des Cliniques, par le Dr DEPAUL, professeur de clinique d'accouchements à la Faculté de médecine de Paris, membre de l'Academie de médecine, rédigées par M. le Dr DE SOYRE, chef de clinique, revues par le professeur. 1 vol. in-8, avec figures intercalées dans le texte.......... 16 fr. »

Clinique médicale, par le Dr GUENEAU DE MUSSY, médecin de l'Hôtel-Dieu, membre de l'Académie de médecine, etc. 2 vol. in-8.......... 24 fr.

Traité pratique des maladies du larynx, précédé d'un Traité complet de laryngoscopie, par le Dr CH. FAUVEL, ancien interne des hôpitaux de Paris. 1 vol. in 8, avec 144 figures dans le texte et 20 planches, dont 7 en chromolithographie. Broché.......... 20 fr. »
Cartonné.......... 21 fr. »

L'ancienne Faculté de médecine de Paris, par M. CORLIEU. 1 vol. petit in-8, de 283 pages. 1877.......... 5 fr. »

Les causes de la gravelle et de la pierre étudiées à Contrexéville pendant neuf années de pratique médicale, par DEBOUT. 1 vol. in-8 de 138 pages avec 32 figures dans le texte. 1876.......... 3 fr. »

Essai sur les variations de l'urée et de l'acide urique dans les maladies du foie, par GENEVOIX. In-8 de 107 pages. 1876.......... 2 fr. 50

Traité d'anatomie pathologique, par M. LANCEREAUX, professeur agrégé à la Faculté de médecine de Paris, médecin des hôpitaux, etc. Tome 1er. Anatomie pathologique générale. 1 fort vol. in-8 de 838 pages avec 267 figures intercalées dans le texte. 1877. 20 fr. Cartonné.......... 21 fr. »

Leçons sur les affections de l'appareil lacrymal comprenant la glande lacrymale et les voies d'excrétion des larmes, par MM. PANAS et CHAMOIN. 1 vol. in-8 avec figures dans le texte. 1877.......... 5 fr. »

Leçons cliniques sur les maladies du cœur, professées à l'Hôtel-Dieu de Paris, par M. BUCQUOY. *Troisième édition*, 1 vol. in-8 de 170 pages, avec figures dans le texte, cartonné en toile. 1873.......... 4 fr. »

Leçons cliniques sur la syphilis étudiée plus particulièrement chez la femme, par M. Alfred FOURNIER, professeur agrégé, médecin de l'hôpital de Lourcine. 1 fort vol. in-8 avec tracés sphygmographiques. 1873. Br. 15 fr. Cart.......... 16 fr. »

Frascator : la Syphilis, 1530 ; le Mal français, 1546, par M. Alfred FOURNIER ; traduction et commentaire. 1 vol. in-12 de 210 pages. 1870... 2 fr. 50

Paris. — A. PARENT, imprimeur de la Faculté de Médecine, rue M.-le-Prince, 29-31

www.ingramcontent.com/pod-product-compliance
Ingram Content Group UK Ltd.
Pitfield, Milton Keynes, MK11 3LW, UK
UKHW021054230726
13926UKWH00004B/1849